よくわかる
がん免疫療法
ガイドブック

患者さんとご家族のために 第2版

編集 日本バイオセラピィ学会
「よくわかるがん免疫療法ガイドブック－患者さんとご家族のために－」
作成ワーキンググループ

協力 日本癌治療学会・日本臨床腫瘍学会

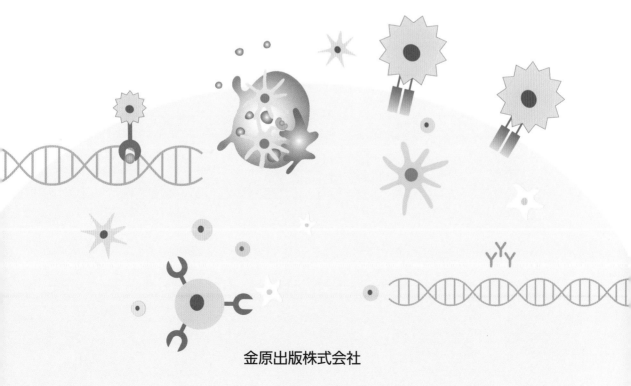

金原出版株式会社

序 文

『よくわかるがん免疫療法ガイドブック 第2版』をご紹介いたします。

本書は、2020年に第1版を発刊し、患者さんおよびその家族、医療従事者、製薬企業関連など、様々な分野の多くの読者の皆様にご好評をいただきました。がんの標準治療の柱となったがん免疫療法に関して、エビデンスに基づく正確な情報を、一般市民の方にわかりやすく説明するというコンセプトで企画されたものです。さらに、本書は、日本バイオセラピィ学会が主体となり、日本癌治療学会および日本臨床腫瘍学会のご協力を得て、企画、編集、執筆、レビューを行った点も特徴です。すなわち、がん免疫療法に関わる学術団体が、患者さん目線で発刊したものであり、ユニークな存在と言えると思います。

2014年に、免疫チェックポイント阻害薬を用いたがん免疫療法が保険適応となり、標準治療として一般診療に導入されました。そして、現在では、多くのがん腫で第一選択治療薬として免疫チェックポイント阻害薬が位置し、免疫療法はがん治療の柱として必須な治療法となりました。がん免疫療法の発展と適応拡大のスピードは想像以上に早く、情報のアップデートが必要となり、今回の第2版の発刊となった次第です。第1版の経験から、さらにわかりやすく、コンパクトに編集した内容であり、一般市民の皆様にとって、さらに身近な存在となったと思います。「よくわかるがん免疫療法ガイドブック 第2版」を手に取っていただき、正確な情報のもと、最新のがん免疫治療の恩恵を享受していただきたいと思います。

発刊にご協力いただきました日本バイオセラピィ学会、日本癌治療学会および日本臨床腫瘍学会の関係者の皆様に、この場をお借りして厚く御礼申し上げます。「よくわかるがん免疫療法ガイドブック 第2版」が、患者さんとその家族の皆様のお役に立てれば幸いです。

2023年1月

日本バイオセラピィ学会理事長
福島県立医科大学消化管外科学講座　河野浩二

よくわかるがん免疫療法ガイドブック 第2版—患者さんとご家族のために—
委員一覧

作成ワーキンググループ　　　　　　　　　　　　　　　　　　（五十音順）

委員長	河野　浩二	福島県立医科大学医学部消化管外科学講座
副委員長	三村　耕作	福島県立医科大学医学部消化管外科学講座
委員	有賀　　淳	東京女子医科大学先端生命医科学研究所
	石原　幹也	三重大学医学部附属病院がん支援センター
	大竹　　徹	福島県立医科大学医学部乳腺外科学講座
	香川　俊輔	岡山大学大学院医歯薬学総合研究科消化器外科学
	柴田　昌彦	福島県立医科大学地域包括的癌診療研究講座／会津中央病院がん治療センター
	鈴木　弘行	福島県立医科大学医学部呼吸器外科学講座
	立花和之進	福島県立医科大学医学部乳腺外科学講座
	田中　浩明	大阪市立大学大学院消化器外科学
	玉田　耕治	山口大学大学院医学系研究科免疫学講座
	中平　光彦	埼玉医科大学国際医療センター頭頸部腫瘍科・耳鼻咽喉科
	中村　泰大	埼玉医科大学国際医療センター皮膚腫瘍科・皮膚科
	硲　　彰一	周南記念病院消化器病センター外科
	橋本　真紀	和歌山県立医科大学探索的がん免疫学講座
	濱西　潤三	京都大学大学院医学研究科婦人科学産科学
	原　　　勲	和歌山県立医科大学泌尿器科学講座
	藤原　俊義	岡山大学大学院医歯薬学総合研究科消化器外科学
	武藤　哲史	福島県立医科大学医学部呼吸器外科学講座
	山上　裕機	和歌山県立医科大学探索的がん免疫学講座
	渡辺　　隆	三重大学大学院医学系研究科個別化骨髄リンパ系腫瘍制御学

評価委員会　　　　　　　　　　　　　　　　　　　　　　　（五十音順）

委員	前田　　清	大阪公立大学大学院医学研究科消化器外科
	松原　久裕	千葉大学大学院医学研究院先端応用外科

公益社団法人 日本臨床腫瘍学会

目　次

本ガイドブックの使い方

　近年がん治療において、免疫チェックポイント阻害薬による免疫療法は標準治療として位置づけられ、その治療の恩恵を受けているケースも多々認められます。しかし一方で、まだ科学的根拠が証明されていないがん免疫療法も複数存在し、主に自由診療の枠組みで実施されている現状もあります。一般市民の皆さんが情報として目にするがん免疫療法は、さまざまな種類、形態、医療制度を含んで混沌としており、がん免疫療法に対する患者さんのニーズが極めて高いがゆえに、しばしば混乱を生じているといえます。2019年5月30日には、日本臨床腫瘍学会から「がん免疫療法に関する注意喚起について」のお知らせが発表され、保険適用にない免疫療法を受けようとする際には慎重に対応するように注意が呼びかけられました。そこで、本書は、がん患者さんに適切ながん免疫療法を受けていただくために、また患者さんとそのご家族のさまざまな疑問・質問や不安に答えるために企画されました。

　本書は、日本バイオセラピィ学会、日本癌治療学会、日本臨床腫瘍学会の三者が協力し、日本で保険適用となっているがん免疫療法を、誰にでもわかりやすいガイドブックの形式として紹介しています。

◆本書を読んでいただきたい方

　本書は、がん患者さんやそのご家族を主な対象として、がん免疫療法に関する正確な情報を入手していただくために編集されています。また、がん患者さんを支援していただいている病院のがん相談支援センター相談員、看護師や技師などの医療従事者、ピアサポーターの皆さまにも参考になります。

　本書は、医学知識や専門知識がなくても、ある程度理解していただけるような平易な文章を心がけ、わかりやすい説明やイラストでがん免疫療法について解説しています。しかし、どうしても平易な言葉に直せない医学用語については、該当ページの欄外に用語解説を追加しました。

◆取り上げる免疫療法と本書の構成について

　本書で取り上げたがん免疫療法は、標準治療としての臨床効果が確立され、

2022年3月31日現在、日本で保険で承認されているがん免疫療法を対象としています。がん免疫療法は適応が拡大されること（対象となる病気が増えること）がありますので、がん免疫療法による治療をご検討の際には最新の情報をご確認ください。がん免疫療法に関する最新情報をご参照いただくために、主要なウェブサイトの情報も記載しておりますので、あわせてご活用ください。

　1章「がん免疫療法の基礎知識」では、総論的にがん免疫のしくみや免疫療法の種類、有害事象（副作用）の概説を行い、2章「各がんの免疫療法」では、臓器ごとのがん免疫療法の現状を紹介する構成となっております。2章は、Q&A形式で記載されており、各臓器で標準治療として確立されているがん免疫療法を取り上げました。各薬剤のウェブサイトをQRコードで示しましたので、最新の情報を取得する際にご活用ください。また、2022年4月1日以降に保険収載された治療方法についても追記されている臓器もあります。保険適用を目指した治験として実施されているがん免疫療法の情報については、医薬品医療機器総合機構（PMDA）のホームページ（https://www.pmda.go.jp/index.html）で情報が得られますので、ご参考にしてください。そして今回は、がん免疫療法全体に関する疑問に答えるため、3章「がん免疫療法の質問集」を新設しました。病院選びや仕事・日常生活に対する不安にお答えする内容となっております。

　なお、医学は常に進歩しており、今後の研究によって評価が変わることもありますのでご注意ください。

　本書の企画、編集にご尽力いただきました日本バイオセラピィ学会、日本癌治療学会、日本臨床腫瘍学会の関係各位に御礼申し上げます。本書が、がん患者さんの治療の一助になれば幸いです。

「よくわかるがん免疫療法ガイドブック─患者さんとご家族のために─」
作成ワーキンググループ委員長　河野浩二
同副委員長　三村耕作

1章
がん免疫療法の基礎知識

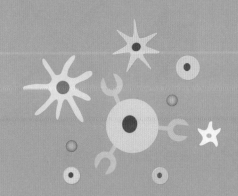

1 がん免疫のしくみ

1.「免疫」とは何でしょうか？

　2018年に本庶 佑博士（京都大学特別教授）が免疫チェックポイント分子の発見とその機能を解析したことに対してノーベル生理学・医学賞を授与されたことを受け、近年、がん治療における免疫療法が一躍注目を集めています。

　読者の皆さんは「がん免疫療法」について、おそらく"免疫の力によってがん細胞をやっつける治療法"というイメージをおもちかと思います。この理解はがん免疫療法の定義としておおむね正しいといえますが、医学的により詳しく、正確にいえば、"がん細胞を認識して攻撃する免疫細胞や免疫機能を制御する物質を体内や体外で作り出し、それらを利用してがん細胞を攻撃したり、がん細胞が増殖するのを阻止したりする治療法"ということになります。

　がん免疫療法を理解するためには、がん免疫のしくみについて知っておく必要があります。さらに、がん免疫のしくみを知るには、まず、「免疫」とは何か？ということを知っておかなければなりません。

　「免疫」という言葉をお聞きになると、「難しそうでとっつきにくい」と感じる方もいらっしゃるかと思いますが、ここでは、できるだけわかりやすく「がん免疫のしくみ」について解説していきたいと思います。

　免疫学の教科書を開くと、「免疫とは、自己と非自己を区別して、非自己を排除するしくみである」ということが書かれています。図1のように、免疫は、自然免

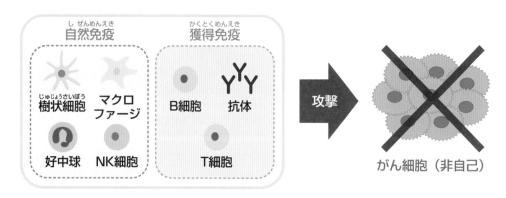

がん免疫療法は、免疫の力によってがん細胞を攻撃する治療法

図1　免疫細胞により攻撃されるがん細胞

疫と獲得免疫から成り立っています。自然免疫とはヒトの体に生まれつき備わっている免疫機能で、樹状細胞やマクロファージ、好中球、NK（ナチュラルキラー）細胞などの免疫細胞が働き、異物（非自己）を排除するしくみです。獲得免疫とは、リンパ球の一種であるT細胞やB細胞が体外から侵入した異物（非自己）を記憶し、次にその異物を見つけたときに攻撃して排除するしくみです。がん免疫療法は、獲得免疫系のT細胞が中心となって自然免疫系の樹状細胞などと連携をとり、自己から発生したものではあるものの正常な自己とは異なる（つまり、非自己である）がん細胞を攻撃して排除する治療法です。

2．体内で日々生まれてくるがん細胞

　実は、私たちの体内では日々、多くのがん細胞が生まれています。その原因は、私たちの体の設計図であるDNAの配列に生じるエラー（変異）であると考えられています。このエラーは私たちの体で起こっている細胞分裂のときに偶然生じることもあれば（内的要因）、紫外線、タバコ、ウイルスなどの外的要因により生じることもあります（図2A）。

　では、なぜDNAのエラーによってがん細胞が生まれるのでしょうか？　正常な細胞は細胞同士がぎゅうぎゅう詰めに触れ合うようになったり、ある一定回数以上の細胞分裂を繰り返したりすると、それ以上増殖しないようにDNAによりプログラムされています。しかし、先に述べたような原因で、DNAの中で細胞の増殖に関わる部分にエラーが生じた場合、その細胞は限りなく増殖する能力をもった「がん細胞」へと性質を変えることがあります。これが「がん化」です。がん細胞のDNAには、大小さまざまなエラーが起こっていることがわかっています（図2B）。

3．がん細胞を監視し、退治するT細胞

　先程、私たちの体内では日々がん細胞が生まれている、と述べましたが、それらがそのまま「がん」になってしまうと、私たちの体はたちまち「がん」だらけになってしまいます。でも、実際にはそうならないのはなぜでしょうか？

　実は、日々生まれてくるがん細胞を退治して「がん」という病気になることを防いでいるのは「免疫監視機構」と呼ばれる免疫のしくみです。「監視」というからには、見分けるための何らかの目印ががん細胞にはあるはずです。その目印として重要なものが、DNAのエラーに由来する「がん抗原」（変異タンパク質）です。そ

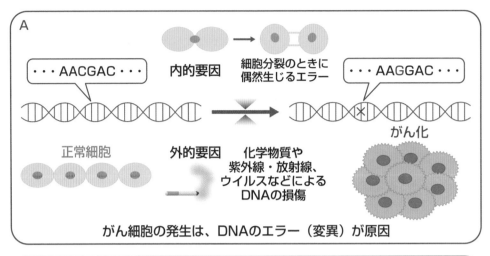

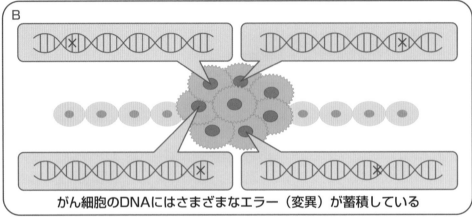

図2　DNAのエラーによるがん細胞発生のしくみ

して、がん抗原を見分ける役割を担うのが獲得免疫のところで登場したT細胞です。リンパ球の一種であるT細胞はその表面にT細胞受容体（T cell receptor：TCR）をもっています。このTCRは、異物がもつ特異的な「目印」（これを抗原と呼びます）を見つけることができます。T細胞はTCRを介してがん抗原を認識することで、がん細胞と正常細胞を区別し、がん細胞のみを攻撃し、がん細胞の増殖を阻んでいるのです。

　少し複雑になりますが、実際には、T細胞は、いきなりがん抗原を認識できるわけではありません。T細胞ががん抗原を認識できるようになるためには、樹状細胞からがん抗原の情報を伝達される必要があります。具体的には、まず樹状細胞ががん細胞を貪食し、がん細胞が樹状細胞内で消化されます。そして消化物の一部であるがん抗原が、HLA（ヒト白血球抗原）と呼ばれる分子にのせられてT細胞に伝

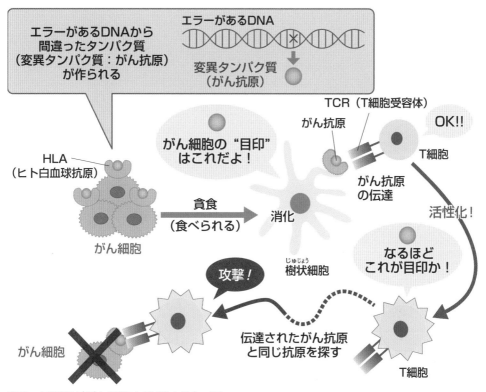

図3 T細胞ががん細胞を攻撃するしくみ

えられます。それをT細胞がTCRで認識することにより、T細胞は同じがん抗原を
もっているがん細胞を攻撃できるようになるのです（**図3**）。

4. 免疫監視機構からすり抜けるがん細胞

　ここまで述べてきたように、私たちの体内には生まれてくるがん細胞を絶えず監
視して、発見したら攻撃する免疫監視機構が備わっています。しかし、免疫監視機
構があるのに「がん」が発生してくるのはなぜでしょうか？　ここに、がん免疫療
法のしくみを理解するうえで重要なヒントが隠されています。

❶ がん抗原伝達の消失

　T細胞は、がん抗原を目印にしてがん細胞を攻撃することは述べましたが、時と
して、がん細胞はこのがん抗原を出さないようにしてT細胞からの攻撃を回避しよ
うとします。すなわち、がん細胞のDNAにさらなるエラーが蓄積することで、少
しずつがん細胞の性質が変化していき、がん抗原をのせるためのHLA分子が消失
したり、T細胞が認識できるがん抗原が出なくなったりして、T細胞が、がん細胞

を発見しにくくなる状況が作られるのです。そうなることで、がん細胞は免疫監視機構により排除されることなく、生存・増殖を続けることができるようになります（これを免疫逃避といいます）。

② がん微小環境における免疫抑制—免疫チェックポイントのしくみ

　がん研究が進むにつれて、がん細胞は「がん微小環境」という、免疫の働きを抑制し、自らが生存・増殖しやすくなるような環境を作っていることがわかってきました。そして、がん微小環境における免疫の抑制にはさまざまなしくみがあることもわかってきました。

　そのしくみの一つが免疫チェックポイントです。がん細胞や、がん細胞と一緒にがん微小環境を構成する間質細胞の表面には、PD-L1という分子が出ています。一方で、活性化したT細胞表面にはPD-1という分子が出ていて、このPD-L1とPD-1は鍵と鍵穴の関係にあります。冒頭の本庶博士らのグループが発見し、その働きを解明した分子がまさにこのPD-1です。両者が結合すると、T細胞の活性化にブレーキがかかります。がん微小環境に集まってきたT細胞は、がん細胞や間質細胞のPD-L1により活性化が抑制され、がん細胞を攻撃できない状態に陥ってしまうのです。

　T細胞の活性化にブレーキをかける免疫チェックポイントは、PD-1/PD-L1だけではなくCTLA-4などもあります。ほかにも、TGF-βやインターロイキン（IL）-10などの免疫反応を抑制する物質（可溶性免疫抑制物質）や、TregやMDSCのようにT細胞の活性化にブレーキをかける免疫抑制細胞などもがん微小環境中には存在し、がん細胞にとって居心地が良い環境になっているのです（図4）。

　以上のように、がん細胞は分裂するうちに免疫監視機構から逃れるさまざまな手段を手に入れ、生存・増殖により適した環境を作り上げていきます。つまり、がんと診断されたときの「がん」は、免疫監視をすり抜けて生き延びた「強力ながん」ともいえるのです。このような状況に対して、近年開発されているがん免疫療法は、従来の手術・抗がん剤治療・放射線治療などで十分な効果が得られなかった患者さんにも有効性が認められ、高い注目を集めている治療法です。これから続々と新しいがん免疫療法が登場し、効果が認められるがんの種類も増えていくと思われます。

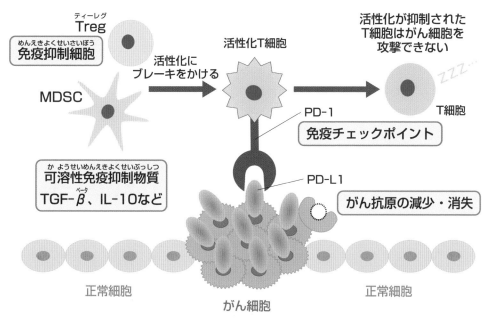

図4 がん微小環境におけるさまざまな免疫抑制のしくみ

📖 **用語解説**

▶ 間質細胞

がん細胞の周辺に集まる、主に血液由来の免疫細胞や炎症細胞、または線維芽細胞などの細胞で、がん細胞を攻撃するT細胞にさまざまな影響を及ぼします。

▶ Treg

Regulatory T cellの略で、制御性T細胞ともいいます。T細胞の活性化を抑える働きをもつT細胞の一種で、通常はほかのT細胞が活性化しすぎないように働いています。この細胞の働きに異常が起こると、自己免疫疾患などが発症することが知られています。

▶ MDSC

Myeloid-derived suppressor cellの略で、骨髄由来抑制細胞のことです。がん細胞の周りで増加する未熟な骨髄細胞です。さまざまな免疫抑制物質を産生し、T細胞の活性化にブレーキをかける機能をもっています。どこから、どのようにしてがん細胞の周辺にやってくるのか正確にはわかっていません。

◆ 引用文献

1) 玉田耕治. やさしく学べるがん免疫療法のしくみ. 羊土社, 2016.

2 がん免疫療法の作用メカニズム

　前の項で、がん免疫のしくみがわかりました。それではそのしくみに沿って、がん免疫療法がどのように作用するのかをみてみましょう。生体内ではがんの表面にある「がん抗原」を目印として免疫細胞が攻撃を仕掛けますが、がん細胞もまた免疫の攻撃を弱めるしくみをもって対抗しています。がん免疫療法には、がんに対する攻撃力を強くする方法と、がんのもつ防御力を取り除く方法とがあり、その作用メカニズムによって大きく3つに分けることができます（図1）。

　　1．がんを攻撃する免疫細胞を体外で作成して体内に戻す方法

　　2．免疫細胞の攻撃を弱める免疫チェックポイントの働きを止める方法

　　3．がんを攻撃する免疫細胞を体内で作り出して強化する方法

です。それでは、それぞれをわかりやすく解説していきましょう。

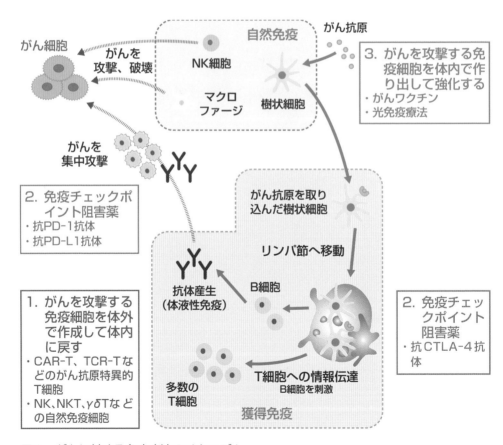

図1　がんに対する免疫療法のメカニズム

1．がんを攻撃する免疫細胞を体外で作成して体内に戻す方法

　がんを攻撃する免疫細胞を体外で大量に作成して体内に戻す方法が開発されています[1]。がんを攻撃する役目をもつ免疫細胞は主に**キラーT細胞**（細胞 傷 害性T細胞、CTL）と呼ばれており、がん組織の中にいるT細胞（TIL）などのキラーT細胞を体外で培養して投与する方法により、がんに対する治療効果が報告されています。最近、患者さん自身のT細胞を用いて、特定の抗原に対する反応性を遺伝子の導入で高めた細胞（抗原特異的T細胞）を作成し、それらを患者さんの体に戻すキメラ抗原受容体発現T細胞輸注療法（CAR-T 細胞療法）[2]が開発されました（図2）。現在、5つの薬が保険で承認されています（表1）。

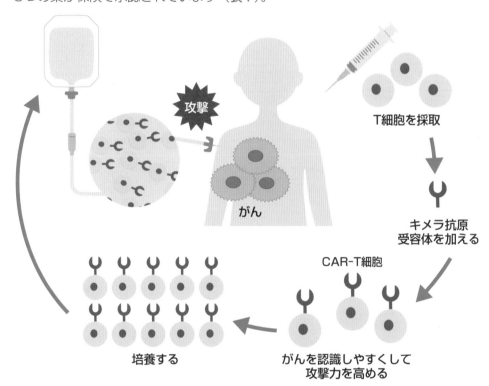

T細胞を採取

キメラ抗原受容体を加える

CAR-T細胞

がんを認識しやすくして攻撃力を高める

培養する

攻撃

がん

図2　CAR-T細胞療法のメカニズム

表1　CAR-T細胞療法で使用される薬と対象疾患

・チサゲンレクルユーセル（商品名：キムリア®）	白血病
・アキシカブタゲン シロルユーセル（商品名：イエスカルタ®）	
・リソカブタゲン マラルユーセル（商品名：ブレヤンジ®）	
・イデカブタゲン ビクルユーセル（商品名：アベクマ®）	多発性骨髄腫
・シルタカブタゲン オートルユーセル（商品名：カービクティ®）	

CAR-T細胞療法は1回の投与で約3,500万円と医療費が高額となりますが（保険診療であれば、高額療養費制度を利用することで患者さんの窓口負担は一定の金額に収まります）、およそ8割で効果が認められており、期待される治療となっています。白血病などの血液がんの治療以外にも、多数の固形がんに対するCAR-T細胞療法の臨床試験が進められています。

　また、およそのしくみはCAR-T細胞と同じですが、特定のがん抗原を攻撃するようにしたT細胞（TCR-T）の開発研究や、自然免疫細胞であるNK細胞、NKT細胞、γδT細胞などを利用したがん免疫療法の研究も多数進められています。

2. 免疫細胞の攻撃を弱める免疫チェックポイントの働きを止める方法

　前の節でも触れましたが、生体の免疫システムには過剰な免疫反応を抑制するしくみがあり、免疫チェックポイントと呼ばれています（8ページ参照）。がん細胞はこのしくみを利用してT細胞の活性化にブレーキをかけ、T細胞が自分を攻撃しないように防いでいるため、この免疫チェックポイントの働きを阻害するための医薬品が開発されました[2]。この薬は「免疫チェックポイント阻害薬」と呼ばれていて、免疫チェックポイントであるPD-1やPD-L1の分子と結合することで、T細胞の活性化にブレーキがかかることを防ぎます。その結果としてT細胞は正常に活性化し、がん細胞を攻撃することができるようになるのです（図3）。

　さらに、CTLA-4やLAG-3といった別の免疫チェックポイント分子を阻害することにより、がんを攻撃するT細胞が増加してがんに集まってくることもわかってきました。このときに働くキラーT細胞はネオアンチゲンと呼ばれるがんの遺伝子変異から産生される抗原を主に認識するため、遺伝子変異が多いがんほど、T細胞の働きも強くなり、免疫チェックポイント阻害薬の効果も大きくなります。そのため、がんの種類や遺伝子変異の量によって効果が異なり、すべてのがんに効果があるわけではありません（2章で詳しく説明します）。

　このように免疫チェックポイント阻害薬の効果ががんの遺伝子変異の量で推測できることより、遺伝子変異の多いがんを対象として以下のような薬が保険診療で使えるようになりました（表2）。今後、治療を選択する際にMSI検査やTMB検査を行うことが有用となると期待されます。

　また、最近では新たにTIM-3、LAG-3、TIGITなどの免疫チェックポイントを阻害する治療法の研究や、免疫チェックポイント阻害薬を使用した併用療法の開発も盛んに行われています。

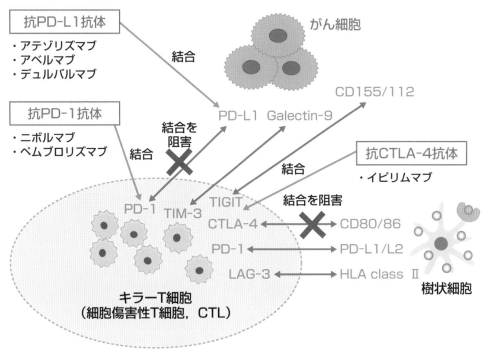

図3　免疫チェックポイント阻害薬のメカニズム

表2　遺伝子変異の多いがんを対象とした免疫チェックポイント阻害薬と対象疾患

・ペムブロリズマブ（商品名：キイトルーダ®）	高頻度マイクロサテライト不安定性（MSI-High）を有するがん、もしくは高い腫瘍遺伝子変異量（TMB-High）を有するがん
・ニボルマブ（商品名：オプジーボ®）	MSI-Highの結腸・直腸がん
・イピリムマブ（商品名：ヤーボイ®）	

3. がんを攻撃する免疫細胞を体内で作り出して強化する方法

　生体内のT細胞は普段は休息しており、樹状細胞などからがん抗原の情報の伝達を受けてキラーT細胞へと進化します。このキラーT細胞を効率よく生体内で作り出す方法としてがんワクチンの研究が進められています[3]。がんワクチンにはがん細胞そのもの、人工合成したがん抗原ペプチド、がん抗原を伝達する樹状細胞、がん抗原を作成するRNAやDNAを投与する方法などが研究されています。海外では効果と安全性が確認されて保険で承認されたがんワクチンとして前立腺がんに対するシプリューセルTがありますが、国内ではまだ承認されたものはありません。

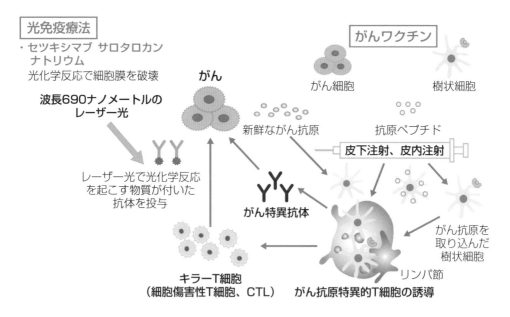

図4　がんワクチン・光免疫療法による治療のメカニズム

　最近、がん細胞を破壊して新鮮ながん抗原を放出させ、がん抗原特異的T細胞の誘導を高める方法が開発されました。一つは「光免疫療法」[4]と呼ばれる方法で、セツキシマブ サロタロカンナトリウム（商品名：アキャルックス®）という薬が保険で承認されています。この薬は、がん細胞の表面にある上皮成長因子受容体（EGFR）と結合する抗体に、波長690ナノメートルのレーザー光で光化学反応を起こす物質がついており、レーザー光をあてることでがん細胞の細胞膜を破壊します。

　それ以外にも、特定の抗原とT細胞の両方に結合して、標的とする細胞の周辺にT細胞を集めて活性化をうながす「二重特異性抗体」が研究・開発されており、白血病を対象としたブリナツモマブ（商品名：ビーリンサイト®）が保険で承認されています（図4）。

4．おわりに

　この章では、がん免疫療法の作用メカニズムを解説しました。がん免疫療法の研究が精力的に行われ、多くの新しい治療法の開発が進んでいますが、今なお、本当のメカニズムが不明なケースもあり、治療が有効な患者さんを事前に判断することは時に困難です。今後のさらなるメカニズム解明と、どのような患者さんに有効であるかを判別できる方法の開発が重要と考えられます。

■ 用語解説

▶ キラーT細胞

がんを攻撃する役目をもつ免疫細胞は主にキラーT細胞（細胞 傷 害性T細胞、cytotoxic T lymphocyte：CTL）と呼ばれます。キラーT細胞はがん抗原を認識して攻撃を仕掛けますが、普段は体内で休息しており、樹 状 細胞などからがん抗原の伝達を受けると活性化キラーT細胞に変化してがんを攻撃します。

▶ 固形がん

がんには白血病のようにがん細胞のかたまりを作らない血液がんと、かたまりを作って周りの組織に広がったり、別の臓器に転移したりする固形がんがあります。固形がんは周囲を線維芽細胞などに囲まれて硬くなり、免疫細胞が届きにくい場合があります。

▶ 臨 床 試験

臨床試験は3段階に分かれ、少人数で主に安全性を確かめる第Ⅰ相試験、中人数で主に効果を調べる第Ⅱ相試験、大人数で効果を最終的に結論づける第Ⅲ相試験に分かれます。

▶ 高頻度マイクロサテライト不安定性（MSI-High）

ヒトのDNAにはマイクロサテライトと呼ばれる遺伝子配列が存在します。この部位の遺伝子は、複製される際にエラーが生じやすく、それらのエラーは通常であればミスマッチ修復タンパク質（MMR）などにより修復されています。しかし、MMRに異常があるとエラーが修復されず、生じた遺伝子の異常がそのまま残ってしまいます。この状態をマイクロサテライト不安定性（microsatellite instability：MSI）といい、その不安定性が高度であることをMSI-Highと呼びます。

▶ 高い腫瘍遺伝子変異 量 （TMB-High）

腫瘍遺伝子変異量（tumor mutation burden：TMB）は、正常細胞とがん細胞の遺伝子を比較することで調べた、がん細胞がもっている遺伝子変異の数です。変異のある遺伝子からは、正常とは異なるタンパク質が作られます。これらの変異タンパク質をもつがん細胞は、免疫細胞からの攻撃を受けやすくなります。そのため、TMBが多いがん細胞ほど免疫細胞から攻撃される可能性が高くなると考えられ、TMBが多いがんほど免疫チェックポイント阻害薬の治療効果がより期待されます。

◆引用文献

1) Bagchi S, Yuan R, Engleman EG. Immune Checkpoint Inhibitors for the Treatment of Cancer: Clinical Impact and Mechanisms of Response and Resistance. Annu Rev Pathol. 2021; 16: 223-249.

2) Mehrabadi AZ, Ranjbar R, Farzanehpour M, et al. Therapeutic potential of CAR T cell in malignancies: A scoping review. Biomed Pharmacother. 2022; 146: 112512.

3) Saxena M, van der Burg SH, Melief CJM, et al. Therapeutic cancer vaccines. Nat Rev Cancer. 2021; 21(6): 360-378.

4) Kobayashi H, Furusawa A, Rosenberg A, et al. Near-infrared photoimmunotherapy of cancer: a new approach that kills cancer cells and enhances anti-cancer host immunity. Int Immunol. 2021; 33(1): 7-15.

がん免疫療法の有害事象（副作用）

3-1 総論－がん免疫療法の有害事象（副作用）が起こるしくみ

　これまでの項で述べられてきたように、がん免疫療法は患者さんのリンパ球（T細胞）が自己のがん細胞を攻撃するというメカニズムによって可能となっています。このために、がん抗原をT細胞が認識しやすくする方法や、がん患者さんで確立している免疫抑制（めんえきよくせい）システムによって免疫が働かずにT細胞ががん細胞を攻撃できなくなっている状態を改善する方法がこれまで試されてきました。特に後者で代表的なものが免疫チェックポイント阻害薬として発展したので、ここでは免疫チェックポイント阻害薬とそれ以外の薬に分けて述べます。

1．免疫チェックポイント阻害薬の有害事象（副作用）

　この項目では、主に以下の免疫チェックポイント阻害薬（そがいやく）の有害事象（副作用）について説明します。

● **抗PD-1抗体**

　ニボルマブ　　　　（商品名：オプジーボ®）
　ペムブロリズマブ（商品名：キイトルーダ®）

● **抗PD-L1抗体**

　アベルマブ　　　　（商品名：バベンチオ®）
　アテゾリズマブ　　（商品名：テセントリク®）
　デュルバルマブ　　（商品名：イミフィンジ®）

● **抗CTLA-4抗体**

　イピリムマブ　　　（商品名：ヤーボイ®）

　免疫チェックポイント阻害薬は、がんによって作り出された免疫が働きにくい状態を改善する薬です。これによって、がんに対するT細胞の攻撃性は増強しますが、一方、がん以外の正常組織への免疫システムによる攻撃性も高まるために、これまでの抗がん剤（殺細胞性薬剤（さつさいぼうせいやくざい））や分子標的治療薬（ぶんしひょうてきちりょうやく）とは異なる副作用（免疫関連有（めんえきかんれんゆう）

下垂体機能障害
頭痛、倦怠感、物の見えにくさ、便秘、頻尿、のどの渇き など

肺障害
息切れ、呼吸困難、せき、発熱、胸痛 など

甲状腺機能障害
倦怠感、むくみ、寒がりになる、汗をかく、体重減少、動悸 など

皮膚障害
皮疹、赤く腫れる、かゆみ、脱毛、白斑 など

肝・胆・膵障害
- 肝障害：疲労、発熱、食欲低下、黄疸 など
- 胆道障害：硬化性胆管炎
- 膵障害：アミラーゼやリパーゼなどの膵酵素の上昇

1型糖尿病
のどの渇き、体重減少、多飲・多尿、意識障害 など

副腎機能障害
疲れやすい、食欲低下、気力がなくなる、吐き気、嘔吐、血圧低下、など

胃腸障害
下痢、腹痛、血便、体重減少、発熱、嘔吐 など

腎障害
むくみ、頭痛、口の渇き、吐き気、食欲低下、乏尿、無尿、血圧上昇、発熱、発疹、関節痛 など

神経・筋・関節障害
- 脳炎：頭痛、めまい、吐き気、味覚異常、意識障害、けいれん
- 脱髄性ニューロパチー：手足の力の入りにくさ、手足のしびれ
- 重症筋無力症：まぶたが上がらなくなる、体の力が入りにくくなる、食べ物を飲み込みにくい、話しにくい、息苦しい
- 心筋炎：動悸、息切れ、むくみ、胸の圧迫感、脈拍の異常

図　ニボルマブ、イピリムマブによる有害事象（副作用）の種類

害事象、irAE）が出現することがあります。症状としては以下のようなものがあり、多彩です（図）。

・内分泌障害（1型糖尿病、甲状腺機能障害、副腎機能障害、下垂体機能障害など）

・肺障害（間質性肺疾患など）

・胃腸障害（大腸炎、重度の下痢など）

・神経、筋、関節障害（重症筋無力症、筋炎、神経障害など）

・肝機能障害

・皮膚障害

・腎障害

　免疫関連有害事象（irAE）の特徴は全身性であること、長期化する可能性があること、そして予測不能であることです。最近では2種類の免疫チェックポイント阻害薬を併用することも多く、単独で使用する場合に比べてその出現頻度、重症度ともに高いことが知られています。このため早期に発見し早期に治療を行うことが重要です。例として、抗PD-1抗体のニボルマブ（商品名：オプジーボ®）と抗CTLA-4抗体のイピリムマブ（商品名：ヤーボイ®）を併用した場合、大腸炎、甲状腺機能障害、肝機能障害、神経障害、下垂体機能障害、間質性肺炎などの免疫関連有害事象（irAE）が現れます[1]。また、これらの出現時期は平均で1カ月を過ぎたころから現れますが、免疫関連有害事象（irAE）によってさまざまです[1]。詳しくは各論（22〜41ページ）をご参照ください。

　免疫関連有害事象（irAE）の重症度は下記の6段階に分類され、多くの場合、免疫関連有害事象（irAE）の治療法はGradeによって異なります。

　　・Grade 0：無症状

　　・Grade 1：軽症

　　・Grade 2：中等症

　　・Grade 3：重症

　　・Grade 4：生命の危険を伴う

　　・Grade 5：死亡

　例えば、間質性肺炎ではGrade 1（軽症）では免疫チェックポイント阻害薬の投与を中止し、Grade 2（中等症）では投与中止のうえステロイドホルモン剤の投与、さらにGrade 3（重症）以上では高用量のステロイドホルモン剤を投与します。さらにGrade 2（中等症）以上では気管支鏡検査および肺生検（肺の組織を採って顕微鏡などで詳しく調べること）を計画することとなっています。また、大腸炎においてはGrade 1（軽症）では免疫チェックポイント阻害薬の投与は継続し、下痢止めや補液（水分や電解質の点滴）などの対症療法を行い、Grade 2（中等症）では投与を中止し、便を調べてほかに大腸炎の原因がないことを確認するとともに対症療法を行い、また、症状が3日以上持続する場合にはステロイドホルモン剤を投与します[2]。そしてGrade 3（重症）以上では、Grade 2（中等症）

の対応に加えてステロイドホルモン剤の投与を行います。このように、免疫関連有害事象（irAE）が中等症以上の場合にはステロイドホルモン剤の投与が重要であり、時に長期間にわたる投与が必要なことがあります。ステロイドホルモン剤は免疫関連有害事象（irAE）の原因となる免疫の暴走を短期間に抑えるためには不可欠です。しかしながら、ステロイドホルモン剤自身にもさまざまな有害事象（副作用）がありますので、投与期間に応じて出現する有害事象（副作用）に対して適切に対応することが重要です（表）[3]。

2．免疫チェックポイント阻害薬以外の有害事象（副作用）

　最近、患者さん自身のT細胞を用いて、特定の抗原に対する反応性を遺伝子の導入で高めた細胞（抗原特異的T細胞）を作成し、それらを患者さんの体に戻すキメラ抗原受容体発現T細胞輸注療法（CAR-T細胞療法）の研究が進んでおり、一部のがんで保険承認されています（1章 2-1：11ページ参照）。この治療では、正常細胞をCAR-T細胞が攻撃することにより臓器障害や脳浮腫などによる中枢神経系の有害事象（副作用）、サイトカイン放出症候群が起こることがあり、有害事象（副作用）として重要です。そのほか、がんワクチン療法やサイトカイン療法なども行われています。これらの免疫療法でも発熱やそのほかの軽微な有害事象（副作用）が出現することが知られています。

表　ステロイドホルモン剤の有害事象（副作用）発現時期[3]

数時間〜 （大量投与時）	数日〜 （中等量以上）	1〜2カ月 （中等量以上）	3カ月以上 （少量でも）
高血糖 不整脈	高血圧 不整脈 高血糖 精神障害 浮腫	感染症（細菌） 無菌性骨壊死 骨粗しょう症 満月様顔貌 脂質異常症 精神障害 緑内障 ステロイド筋症 消化性潰瘍 高血糖	感染症（ウイルス、結核） 満月様顔貌 二次性副腎不全 骨粗しょう症 脂質異常症・動脈硬化 白内障・緑内障 消化性潰瘍 高血糖

3

■ 用語解説

▶ サイトカイン放出症候群
（ほうしゅつしょうこうぐん）

活性化されたT細胞からは、生体内活性物質（せいたいないかっせいぶっしつ）（サイトカイン）が放出されます。それらの
サイトカインにより、発熱、頭痛、吐き気、頻脈・血圧低下、動悸、呼吸困難、肝障害な
どの症状が引き起こされます。

◆ 引用文献

1）小野薬品工業，ブリストル・マイヤーズスクイブ．irAEアトラス．2021年6月．
http://www.iraeatlas.jp/
2）日本臨床腫瘍学会．2-5胃腸障害（下痢・大腸炎）．がん免疫療法ガイドライン．第2版，金
原出版，pp36-37，2019.
3）森　瑶子，名和秀起，北村佳久，ほか．薬物相互作用（29-ステロイドの薬物相互作用）．
岡山医学会雑誌．2014；126：59-63.

3-2 各論ーそれぞれの有害事象（副作用）の特徴と対策

▌1．皮膚障害

　免疫チェックポイント阻害薬の皮膚障害は最も多く、早い時期にみられる有害事象（副作用）の一つです。

❶ 症　状

　以下のような症状が出ることがありますが、ほとんどの場合は軽症です[1]。

・皮疹（発疹）が出る
・皮膚が赤く腫れる
・かゆみが出る
・脱毛
・白斑（皮膚の一部が白い色に抜けること）

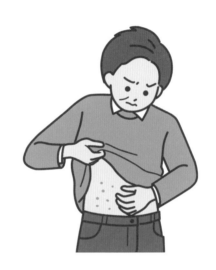

❷ 発症頻度

　掻痒症（かゆみ）は免疫チェックポイント阻害薬が１種類のときは15～25％に、併用療法では34％（抗PD-1抗体または抗PD-L1抗体の15％、抗CTLA-4抗体の25％、抗PD-1抗体＋抗CTLA-4抗体併用療法の34％）にみられたという報告があります[2]。発疹は免疫チェックポイント阻害薬が１種類のときは10～23％に、併用療法では41％（抗PD-1抗体または抗PD-L1抗体の10％、抗CTLA-4抗体の23％、抗PD-1抗体＋抗CTLA-4抗体併用療法の41％）にみられたという報告があります[2]。悪性黒色腫では、白斑が生じると治療の効果が期待できると考えられています。

　きわめて頻度は少ない（１％未満）ですが、スティーブンス・ジョンソン症候群や中毒性表皮壊死症と呼ばれる重症の皮膚障害が起こることがあります[3]。これらの有害事象（副作用）は致死的となることや失明などの重症の後遺症を残すことがあるので[4]、注意が必要です。

③ 必要な検査

皮膚の状態を確認し、時には生検（皮膚を一部切除して顕微鏡などで詳しく調べること）を行うこともあります。重症の皮膚障害では、肝機能障害や腎機能障害、感染症の有無などを確認するために血液検査も行われます。

④ 治療

症状が出たら、担当医に相談してください。軽症では治療を必要としない場合もありますが、ひどい皮疹〔出血している、水ぶくれになる、膿が出る、潰瘍（えぐれたような深い傷）になる、全身に発疹が出る〕、高熱が出る、目が充血する、まぶたが腫れる、唇がただれる、ひどい口内炎ができる、陰部がただれるといった症状は重症化する兆しのことがあります[1]。重症化の兆しの症状がある場合には、すぐに担当医に連絡しましょう。

3　がん免疫療法の有害事象（副作用）

◆引用文献

1） 日本臨床腫瘍学会．がん免疫療法ガイドライン．第2版，金原出版，pp25-27，2019.
2） Arnaud-Coffin P, Maillet D, Gan HK, et al. A systematic review of adverse events in randomized trials assessing immune checkpoint inhibitors. Int J Cancer. 2019; 145(3): 639-648.
3） Brahmer JR, Abu-Sbeih H, Ascierto PA, et al. Society for Immunotherapy of Cancer (SITC) clinical practice guideline on immune checkpoint inhibitor-related adverse events. J Immunother Cancer. 2021; 9(6): e002435.
4） 重症多形滲出性紅斑ガイドライン作成委員会．重症多形滲出性紅斑 スティーヴンス・ジョンソン症候群・中毒性表皮壊死症 診療ガイドライン．日皮会誌．2016；126（9）：1637-1685.

2. 甲状腺機能障害

甲状腺はのど仏の下あたりにある器官で、体の代謝を高めるために必要なホルモンを分泌しています。免疫チェックポイント阻害薬では有害事象（副作用）として甲状腺ホルモンの量が多くなる場合（甲状腺中毒症）と少なくなる場合（甲状腺機能低下症）があり、一時的な甲状腺中毒症の後に甲状腺機能低下症になることもあります。

① 症 状

甲状腺ホルモンの量が多くなった場合には、以下のような症状が出ます[1)~3)]。

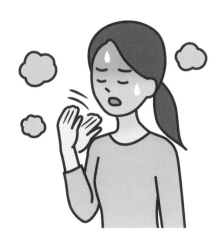

・食事量は減っていないのに体重が減る

・脈が速くなる

・動悸がする

・下痢をする

・汗をかく

・手指がふるえる

一方で、甲状腺ホルモンの量が少なくなった場合には、以下のような症状が出ます。

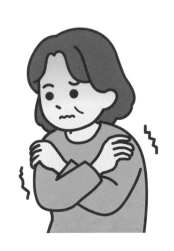

・疲れやすくなる

・食欲が落ちる

・便秘になる

・脈が遅くなる

・体重が増える

・体がむくむ

・寒がりになる

甲状腺機能障害のほとんどは軽症と報告されていますが、これらの症状が続いていると感じた場合には、担当医に相談しましょう。

❷ 発症頻度

　甲状腺機能低下症は免疫チェックポイント阻害薬が1種類のときは3.8〜7％、併用療法では13.2％（抗PD-1抗体の7.0％、抗PD-L1抗体の3.9％、抗CTLA-4抗体の3.8％、抗PD-1抗体＋抗CTLA-4抗体併用療法の13.2％）にみられたという報告があります[4]。甲状腺中毒症は免疫チェックポイント阻害薬が1種類のときは0.6〜3.2％、併用療法では8％（抗PD-1抗体の3.2％、抗PD-L1抗体の0.6％、抗CTLA-4抗体の1.7％、抗PD-1抗体＋抗CTLA-4抗体併用療法の8.0％）にみられたという報告があります[4]。

❸ 必要な検査

　甲状腺機能障害が疑われる場合には、甲状腺ホルモンの測定を含む甲状腺機能検査が必要です。血液検査で測定します。また、免疫チェックポイント阻害薬による治療を開始する前に甲状腺機能や甲状腺自己抗体をあらかじめ検査しておくことも勧められています[1]〜[3] [5]。

❹ 治 療

　甲状腺中毒症では、動悸や手指のふるえなどがあれば、症状をやわらげる薬が処方されます。甲状腺機能低下症では、不足しているホルモンの補充を行います。症状が改善した場合、免疫チェックポイント阻害薬による治療の再開が可能です[1] [5]。

◆引用文献

1）　日本内分泌学会. 免疫チェックポイント阻害薬による内分泌障害の診療ガイドライン. 日内分泌会誌. 2018；94（11月増刊号）：5-6.
2）　日本臨床腫瘍学会. がん免疫療法ガイドライン. 第2版, 金原出版, pp58-61, 2019.
3）　Iwama S, Kobayashi T, Arima H. Clinical Characteristics, Management, and Potential Biomarkers of Endocrine Dysfunction Induced by Immune Checkpoint Inhibitors. Endocrinol Metab (Seoul). 2021；36(2): 312-321.
4）　Iwama S, Kobayashi T, Yasuda Y, et al. Immune checkpoint inhibitor-related thyroid dysfunction. Best Pract Res Clin Endocrinol Metab. 2022；36(3): 101660.
5）　Brahmer JR, Abu-Sbeih H, Ascierto PA, et al. Society for Immunotherapy of Cancer (SITC) clinical practice guideline on immune checkpoint inhibitor-related adverse events. J Immunother Cancer. 2021；9(6): e002435.

3. 副腎機能障害

副腎は腎臓の上にある器官で、体の塩分量、血圧、水分量、血糖値を調整するのに必要なホルモンを分泌しています。

❶ 症 状

免疫チェックポイント阻害薬により副腎機能が低下した場合の症状として、以下のものがあります[1]～[3]。

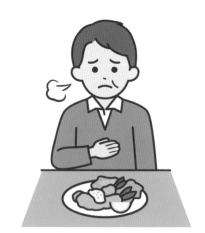

・疲れやすい
・食欲が落ちる
・気力がなくなる
・吐き気、嘔吐
・血圧低下
・低血糖

副腎クリーゼと呼ばれる急性の副腎機能低下では処置が遅れると命に関わることがありますので、血圧が低い、発熱がある、意識状態が悪いといった症状がある場合には、すぐに担当医に連絡しましょう。あなたの様子がいつもと違う場合に、あなたの代わりに病院に相談してもらえるように家族や周囲の方と普段から相談できているとより安心です。

❷ 発症頻度

副腎機能低下症は、免疫チェックポイント阻害薬が1種類の場合は約1%、併用療法（抗PD-1抗体＋抗CTLA-4抗体）では約5%にみられます[4]。

❸ 必要な検査

副腎皮質から分泌されるコルチゾールと呼ばれるホルモンや脳下垂体から分泌される副腎皮質を刺激するホルモン（ACTH）などを血液検査で測定します[1]～[5]。

❹ 治 療

不足しているホルモンを補充する治療を行います。症状が改善した場合、免疫チェックポイント阻害薬による治療の再開が可能です[1][3][5]。

◆引用文献

1） 日本臨床腫瘍学会．がん免疫療法ガイドライン．第2版，金原出版，pp50-53，2019.
2） 日本内分泌学会．免疫チェックポイント阻害薬による内分泌障害の診療ガイドライン．日内分泌会誌．2018；94（11月増刊号）：3-4.
3） Iwama S, Kobayashi T, Arima H. Clinical Characteristics, Management, and Potential Biomarkers of Endocrine Dysfunction Induced by Immune Checkpoint Inhibitors. Endocrinol Metab (Seoul). 2021; 36(2): 312-321.
4） Brahmer JR, Abu-Sbeih H, Ascierto PA, et al. Society for Immunotherapy of Cancer (SITC) clinical practice guideline on immune checkpoint inhibitor-related adverse events. J Immunother Cancer. 2021; 9(6): e002435.
5） Schneider BJ, Naidoo J, Santomasso BD, et al. Management of Immune-Related Adverse Events in Patients Treated With Immune Checkpoint Inhibitor Therapy: ASCO Guideline Update. J Clin Oncol. 2021; 39(36): 4073-4126.

4. 下垂体機能障害

下垂体は脳の中心より少し下にある器官で、さまざまなホルモンの分泌を調整しており、免疫チェックポイント阻害薬の有害事象（副作用）としてこれらのホルモンの分泌が減ること（下垂体機能低下症）があります。ACTHと呼ばれる副腎皮質を刺激するホルモンが減ることが多く、ACTHのみが減るタイプとACTH以外のホルモンも減るタイプがあります。抗PD-1抗体や抗PD-L1抗体ではACTHのみが減るタイプが多く、抗CTLA-4抗体ではどちらのタイプもみられます。

❶ 症状

多くはACTHが減っていることにより副腎機能障害の症状が出ます[1)～3)]（詳しくは26ページ参照）。甲状腺を刺激するホルモンが減った場合には甲状腺機能障害の症状が出ます（詳しくは24ページ参照）。下垂体が腫れている場合には、頭痛や物の見えにくさを感じることもあります。

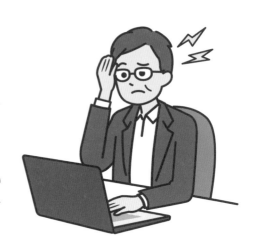

❷ 発症頻度

下垂体機能障害は、免疫チェックポイント阻害薬が1種類のときは1～4％、併用療法では約10％（抗PD-1抗体または抗PD-L1抗体で1％、抗CTLA-4抗体で4％、抗PD-1抗体と抗CTLA-4抗体の併用療法で約10％）という報告がありますが[4)]、もっと頻度が高い可能性も指摘されています[3)]。

❸ 必要な検査

下垂体から分泌されるホルモンとその影響を受ける臓器から分泌されるホルモン（ACTH、コルチゾール、TSH、FT4、LH、FSH、プロラクチン、テストステロン、エストラジオール、GH、IGF-1など）の血液検査を行います[1) 5)]。頭部MRI検査を行うこともあります。

④ 治 療

　不足しているホルモンを補充する治療を行います。症状が改善した場合、免疫チェックポイント阻害薬による治療の再開が可能です[1] [3] [5]。

◆引用文献

1) 日本臨床腫瘍学会. がん免疫療法ガイドライン. 第2版, 金原出版, pp50-53, 2019.
2) 日本内分泌学会. 免疫チェックポイント阻害薬による内分泌障害の診療ガイドライン. 日内分泌会誌. 2018；94（11月増刊号）：1-2.
3) Iwama S, Kobayashi T, Arima H. Clinical Characteristics, Management, and Potential Biomarkers of Endocrine Dysfunction Induced by Immune Checkpoint Inhibitors. Endocrinol Metab (Seoul). 2021；36(2). 312-321.
4) Brahmer JR, Abu-Sbeih H, Ascierto PA, et al. Society for Immunotherapy of Cancer (SITC) clinical practice guideline on immune checkpoint inhibitor related adverse events. J Immunother Cancer. 2021；9(6)：e002435.
5) Schneider BJ, Naidoo J, Santomasso BD, et al. Management of Immune-Related Adverse Events in Patients Treated With Immune Checkpoint Inhibitor Therapy: ASCO Guideline Update. J Clin Oncol. 2021；39(36): 4073-4126.

5. 1型糖尿病

インスリンは膵臓で作られるホルモンで、血糖値を下げる働きがあります。糖尿病には、膵臓がインスリンを作れなくなる1型糖尿病と、食べ過ぎや運動不足などでインスリンの量が足りない、効きにくいことで起こる2型糖尿病があり、免疫チェックポイント阻害薬の有害事象（副作用）では1型糖尿病が起こることがあります。高度のインスリン不足でケトン体といわれる物質の産生が高度になった状態によって糖尿病ケトアシドーシスと呼ばれる急性合併症を生じている場合や、インスリンを作っている膵臓の細胞が急激に壊されてインスリンが枯渇することで起こる劇症1型糖尿病が発症した場合には、治療が遅れると命に関わります。

❶ 症 状

血糖値が上がると、以下のような症状が現れます[1]～[3]。

・のどが渇く
・水分を多くとるようになる
・トイレが近くなる
・尿の量が増える
・だるくなる
・体重が減る

重症の場合には、意識状態が悪くなることがあります。治療が遅れると命に関わりますので、このような症状があるときにはすぐに担当医に相談しましょう。

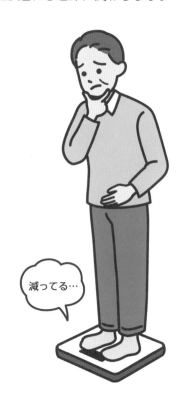

減ってる…

❷ 発症頻度

発症は1%未満とまれです。報告の多くは抗PD-1抗体または抗PD-L1抗体によるものですが、抗CTLA-4抗体でも報告があります[2][3]。

❸ 必要な検査

血糖、尿糖の検査は可能であれば受診ごとに行います。異常を認めた場合、血液検査でHbA1cやインスリン、Cペプチドなどの測定を行います[1]～[3]。

❹ 治 療

　1 型糖尿病と診断された場合には、ただちにインスリンの投与を開始します。糖尿病性ケトアシドーシスや意識障害を認める場合には、生理食塩水とインスリンの点滴による治療を開始します[1)~4)]。

◆引用文献
1)　日本内分泌学会. 免疫チェックポイント阻害薬による内分泌障害の診療ガイドライン　日内分泌会誌. 2018；94（11月増刊号）：9-10.
2)　日本臨床腫瘍学会. がん免疫療法ガイドライン. 第2版, 金原出版, pp47-49, 2019.
3)　Iwama S, Kobayashi T, Arima H. Clinical Characteristics, Management, and Potential Biomarkers of Endocrine Dysfunction Induced by Immune Checkpoint Inhibitors. Endocrinol Metab (Seoul). 2021；36(2): 312-321.
4)　日本糖尿病学会. 糖尿病治療ガイド2022-2023. 文光堂, pp18-21, 81-82. 2022.

6. 神経・筋・関節障害

　免疫チェックポイント阻害薬の有害事象（副作用）として起こる神経や筋肉の障害は、障害される部位によってさまざまな症状を起こします。なかでも自己免疫性脳炎、脱髄性ニューロパチー、重症筋無力症、筋炎は、急速に症状が進んで重症化することがあるといわれています。

❶ 症　状

　それぞれ以下のような症状が起こります[1]～[3]。

・脳炎

　　頭痛やめまい、意識状態が悪くな

　　る、けいれん

・脱髄性ニューロパチー

　　手足の力が入りにくい、しびれ

・重症筋無力症

　　まぶたが上がらなくなる、体の力

　　が入りにくくなる、食べ物を飲み

　　込みにくい、話しにくい、息苦し

　　い

・筋炎

　　筋肉の痛み、手足の力が入りにく

　　い、食べ物を飲み込みにくい、息

　　苦しい

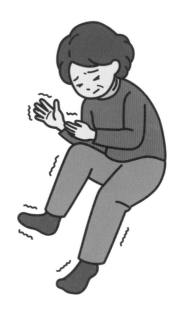

・心筋炎（心臓の筋肉の炎症）

　　動悸や息切れ、体のむくみ、胸の圧迫感、脈拍の異常

　治療が遅れると命に関わりますので、このような症状があるときにはすぐに担当医に相談しましょう。

❷ 発症頻度

　神経・筋障害の頻度は１～２％です。免疫チェックポイント阻害薬による筋障害では重症筋無力症と筋炎、心筋炎が同時に起こることがあります[1][2]。

❸ 必要な検査

筋炎を疑う場合、CKやミオグロビンなどの血液検査、尿中のミオグロビン検査、筋電図検査などを行います。心筋炎を疑う場合にはトロポニン値などの血液検査や心電図検査、心臓超音波検査などを行います[3]。筋の生検（筋肉の組織を採取して顕微鏡_{けんびきょう}などで詳しく調べること）を行うこともあります。

❹ 治 療

日常生活にも制約が生じるような場合は、免疫チェックポイント阻害薬を休薬_{きゅうやく}します。重症度によりステロイドホルモン剤による治療を行うこともあります[1]~[3]。また、心筋炎は急速に悪化することがあります。心筋炎を疑う所見を認めましたら、速やかに循環器内科専門医にご相談ください。

◆引用文献
1) 鈴木重明．免疫チェックポイント阻害薬の神経・筋副作用とその対策．神経治療．2020；37（4）：526-530.
2) 日本臨床腫瘍学会．がん免疫療法ガイドライン．第2版，金原出版，pp43-46, 69-71, 2019.
3) Brahmer JR, Abu-Sbeih H, Ascierto PA, et al. Society for Immunotherapy of Cancer (SITC) clinical practice guideline on immune checkpoint inhibitor-related adverse events. J Immunother Cancer. 2021; 9(6): e002435.

7. 肺障害

　免疫チェックポイント阻害薬による肺障害（主に間質性肺炎）は重い有害事象（副作用）の一つです。間質とは、酸素を取り込む肺の細胞の周囲にある組織のことで、間質性肺炎とは、この周囲の組織が硬くなり広がらなくなることで、十分な酸素を体内に取り込めなくなる状態です。

❶ 症 状

　肺障害が進行すると、以下のような症状が出現します。

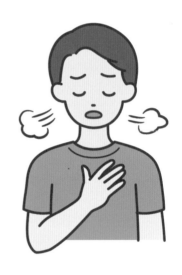

・息切れ

・呼吸困難

・呼吸数の増加

・せき（痰を伴わない）

・発熱

・胸痛

　しかし、初期では無症状であることや風邪と似ているため見逃すことも多く、注意が必要です。

　発症時期については、投与開始から3カ月前後のものが多いとされていますが、治療期間中のどのタイミングでも発症する可能性があります。早期に肺炎を生じた場合は、回復しても肺炎が再発するリスクがあります[1]。

❷ 発症頻度

　肺障害は、免疫チェックポイント阻害薬が1種類〔ニボルマブ（商品名：オプジーボ®）、抗PD-1抗体〕のときは約3％、重症の肺障害は0.3％と報告されています。ニボルマブとイピリムマブ（商品名：ヤーボイ®、抗CTLA-4抗体）の併用療法では肺障害は7％、重症の肺障害は1.8％に増加します。また、がんの種類によっても異なり、悪性黒色腫より非小細胞肺がん・腎がんでは頻度が高くなります[2]。

　高齢者（60歳以上）、肺に病気（特に間質性肺炎）がある方、肺手術後、肺への放射線照射後、呼吸器感染症、喫煙歴、腎障害、酸素投与が必要な方はリスクが高くなるので注意が必要です[1]。また、ニボルマブ投与後にEGFRチロシンキナーゼ阻害薬〔オシメルチニブメシル酸塩（タグリッソ®）、ゲフィチニブ（イレッサ®）、

エルロチニブ（タルセバ®）〕を投与した場合に、重い肺炎を生じることがあります[3]。

③ 必要な検査

　胸部レントゲンや胸部CT検査、炎症反応などの血液検査を行います。そのほか、感染症による肺障害ではないことを確認するために気管支鏡や肺生検（肺の組織を採取して顕微鏡などで詳しく調べること）などを行うことがあります。

④ 治療

　無症状の場合は、免疫チェックポイント阻害薬の休薬のみで回復することがありますが、症状がある場合は、ステロイドホルモン剤による治療が中心となります。症状が回復した後も急に薬を止めるのではなく、少なくとも4〜6週間以上かけて徐々にステロイドホルモン剤を減らします。重症例では免疫抑制薬を併用する場合があります。

◆引用文献

1）日本臨床腫瘍学会．がん免疫療法ガイドライン　第2版．金原出版．2019
2）小野薬品工業，ブリストル・マイヤーズスクイブ．安全性・適正使用情報｜オプジーボ.jp
　　https://www.opdivo.jp/basic-info/report?tried_login=1
3）Gemma A, Kusumoto M, Sakai F, et al. Real-World Evaluation of Factors for Interstitial Lung Disease Incidence and Radiologic Characteristics in Patients With EGFR T790M-positive NSCLC Treated With Osimertinib in Japan. J Thorac Oncol. 2020; 15(12): 1893-1906.

免疫療法による有害事象（副作用）として最も多い肝障害は、自己免疫性の肝障害です。免疫チェックポイント阻害薬による肝障害は、通常の薬剤性肝障害やウイルス性肝炎と比較して病状の進行が速いと考えられています。

膵障害では、免疫チェックポイント阻害薬によりアミラーゼやリパーゼなどの膵臓から分泌されている消化酵素が上昇することがあります。

胆道障害としては、免疫チェックポイント阻害薬による硬化性胆管炎の報告があります。

❶ 症 状

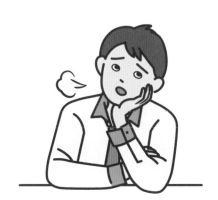

肝機能検査で異常が認められても、通常は症状がない場合が多いですが、下記の症状が出現することがあります。

・疲労感

・発熱

・食欲低下

・黄疸（皮膚や白目の部分が黄色くなること）

・尿の色が濃くなる

投与開始1年以上や治療終了後に発症することもあるので、注意が必要です。

❷ 発症頻度

肝障害は、免疫チェックポイント阻害薬が1種類〔ニボルマブ（商品名：オプジーボ®）、抗PD-1抗体〕のときは全体で6.5%、重い肝障害は1.8%と報告されています。ニボルマブとイピリムマブ（商品名：ヤーボイ®、抗CTLA-4抗体）の併用療法では18%、重症の肝障害は9.7%に増加します。

膵障害、胆道障害の発症頻度は、きわめてまれです[1]。発症時期はばらつきが大きく、投与直後から起こることも、数年後に起こることもあります[2]。治療前に肝機能異常や肝硬変がある場合、重症の肝障害のリスク因子になります。

❸ 必要な検査

血液検査にて肝機能を定期的に調べることが重要です。治療開始前に慢性肝疾患

の有無をチェックする必要があります。肝機能（AST、ALT、T-Bilなど）の異常があった場合は、腹部CT検査や超音波検査なども行うことがあります。

④ 治　療

　Grade 3以上の場合は治療を中止しステロイドホルモン剤を投与します。また、Grade 2でも5日以上、肝機能上昇が持続する場合にはステロイドホルモン剤を投与します。免疫チェックポイント阻害薬の投与の再開はせず、改善しない場合はステロイドホルモン剤に加え、免疫抑制薬を投与することがあります。

◆引用文献
1) 日本臨床腫瘍学会. がん免疫療法ガイドライン. 第2版, 金原出版, 2019.
2) 小野薬品工業, ブリストル・マイヤーズスクイブ. 安全性・適正使用情報│オプジーボ.jp
　　https://www.opdivo.jp/basic-info/report?tried_login=1

9. 胃腸障害

　免疫チェックポイント阻害薬の有害事象（副作用）としての胃腸障害は、腸管免疫のバランスが崩れて生じる大腸炎です。下痢により体内の水分や電解質が大量に失われることをきっかけとして全身状態の悪化を引き起こすことも少なくなく、時に消化管穿孔（食道、胃、腸などの壁に穴が開いてしまうこと）などに至るため、適切な診断・治療が必要です。

① 症　状

　以下のような症状が出ます。最も頻度の高い症状は下痢です。

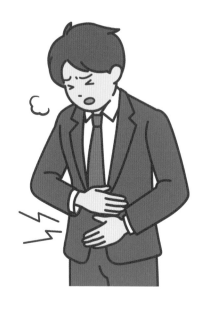

・下痢（水様、頻回）
・血便
・粘液便
・しぶり腹（便意があるのに便が出ないこと）
・腹痛

　また、下痢により脱水症状になると次の症状が現れます。

・口の渇き
・強い倦怠感・脱力感
・手足のしびれ感（水分とともに電解質が失われることによる）

　重症度は、排便回数の増加が目安となっており、排便回数が１日に４回未満は軽症、４～６回は中等症、７回以上では重症です。急速に悪化することがあるので、早めの対応が必要です。

② 発症頻度

　大腸炎は、免疫チェックポイント阻害薬が１種類〔ニボルマブ（商品名：オプジーボ®）、抗PD-1抗体〕のときは13％、重症の大腸炎は1.3％と報告されています。ニボルマブとイピリムマブ（商品名：ヤーボイ®、抗CTLA-4抗体）の併用療法では頻度は高くなり25％、重症の大腸炎は5.3％に出現します。大腸炎の発症時期は幅が広く、１カ月から１年以上経過して発症することもあります。

　高齢者、腎機能や肝機能に異常がある方、ほかの抗がん剤治療を受けている方、

ステロイドホルモン剤の使用や炎症性腸疾患を合併している場合はリスクが高くなると考えられています[1]。

③ 必要な検査

　中等症以上の場合は、通常の血液検査に加え、便の細菌培養検査を行うことがあります。CTや内視鏡検査は腸炎の診断に有効です。細菌が原因の腸炎ではないことを確認するために生検（組織を採取して顕微鏡などで詳しく調べること）を行う場合もあります。

④ 治 療

　通常の抗がん剤治療に伴う下痢の場合は下痢止めで対処しますが、免疫チェックポイント阻害薬による下痢の場合は、下痢止めを使うと治療開始の遅れにつながるため注意が必要です。

　軽症の場合、免疫チェックポイント阻害薬の継続は可能で、補液（水分や電解質などを点滴する）などで対応可能です。脱水、発熱などの症状を伴う場合は、ステロイドホルモン剤による治療が必要になる場合があります。

　中等症の場合、免疫チェックポイント阻害薬は休薬し、ステロイドホルモン剤の投与を開始します。症状が改善した場合は、治療の再開が可能です。

　重症の場合、ただちに免疫チェックポイント阻害薬を中止します。原則的に再投与はしません。大腸炎が合併した場合に腸管穿孔を起こすことがあり、注意が必要です[2]。

◆引用文献

1) 日本臨床腫瘍学会. がん免疫療法ガイドライン. 第2版, 金原出版, 2019.
2) 小野薬品工業, ブリストル・マイヤーズスクイブ. 安全性・適正使用情報│オプジーボ.jp
　https://www.opdivo.jp/basic-info/report?tried_login=1

10. 腎障害

　免疫チェックポイント阻害薬の有害事象（副作用）としての腎障害は、間質性肺炎や大腸炎と比べてまれですが、急速な腎機能低下をきたし、腎不全になることがあるため迅速な対応が必要です[1]。また、最近では、ほかの抗がん剤治療との併用が行われることも多く、有害事象（副作用）の種類も多様なため、注意が必要です。

❶ 症　状

　自覚症状としては、下記のような症状がみられます。

・尿が少ない（乏尿）

・だるい

・むくみ

・頭痛

・口の渇き

・吐き気

・食欲低下

・血圧上昇

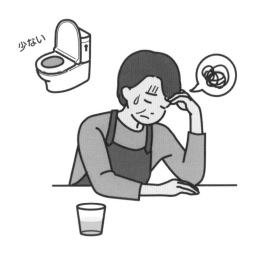

　急性腎炎の症状には下記があります。

・発熱

・発疹

・関節痛

・腰痛

・頭痛

・多尿

・頻尿

　しかし、初期には無症状なことも多く注意が必要です。

❷ 発症頻度

　腎障害は、免疫チェックポイント阻害薬が１種類〔ニボルマブ（商品名：オプジーボ®）、抗PD-1抗体〕のときは全体でおよそ２％前後、重い腎障害は0.3％と報告されています[2]。急性・慢性腎不全の頻度も0.2〜0.4％です（抗PD-1抗体）[3]。ニボルマブとイピリムマブ（商品名：ヤーボイ®、抗CTLA-4抗体）を用いた併用

療法では5％、重い腎障害は1％に増加します。発症時期は、投与後6〜11週あたりですが、1年以上経過してから発症することもあります。

❸ 検 査

　血清クレアチニン、尿素窒素などの腎機能検査や、タンパク尿などの尿検査を定期的に行います。腎臓の組織障害を詳細に観察して治療法を決定するために腎生検を行うこともあります。

❹ 治 療

　初期治療として、免疫チェックポイント阻害薬の休薬とステロイドホルモン剤を投与することで多くは改善します。急激な腎機能低下を発症した場合には、免疫抑制薬の投与や一時的な血液透析を行うことで改善する可能性があります[4]。

◆引用文献

1) 日本臨床腫瘍学会. がん免疫療法ガイドライン. 第2版, 金原出版, 2019.
2) 小野薬品工業, ブリストル・マイヤーズスクイブ. 安全性・適正使用情報 | オプジーボ.jp
   https://www.opdivo.jp/basic-info/report?tried_login=1
3) Cortazar FB, Kibbelaar ZA, Glezerman IG, et al. Clinical Features and Outcomes of Immune Checkpoint Inhibitor-Associated AKI: A Multicenter Study. J Am Soc Nephrol. 2020; 31(2): 435-446.

2章

各がんの免疫療法

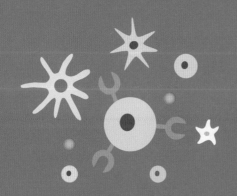

1 血液のがん

血液のがんで免疫療法は標準治療となっていますか？

A

血液のがんでは、下記の場合に免疫療法が標準治療となっています。

● **ブリナツモマブ（商品名：ビーリンサイト®）の対象**

- 再発または難治性のB細胞急性リンパ芽球性白血病

また、下記の場合には免疫療法が治療選択肢の一つとなっています。

● **ニボルマブ（商品名：オプジーボ®）、ペムブロリズマブ（商品名：キイトルーダ®）の対象**

- 再発または難治性の古典的ホジキンリンパ腫

● **チサゲンレクルユーセル（商品名：キムリア®）の対象**

- 再発または難治性のCD19陽性のB細胞急性リンパ芽球性白血病〔CD19抗原を標的としたキメラ抗原受容体発現T細胞輸注療法（CAR-T細胞療法）の治療歴がない患者さんで、一定の条件を満たす場合〕

- 再発または難治性のびまん性大細胞型B細胞リンパ腫（CD19抗原を標的としたCAR-T細胞療法の治療歴がなく、かつ自家造血幹細胞移植の適応とならないまたは自家造血幹細胞移植後に再発した患者さんで、一定の条件を満たす場合）

- 再発または難治性の濾胞性リンパ腫（CD19抗原を標的としたCAR-T細胞療法の治療歴がない患者さんで、一定の条件を満たす場合）

● **アキシカブタゲン シロルユーセル（商品名：イエスカルタ®）の対象**

- 再発または難治性のびまん性大細胞型B細胞リンパ腫、原発性縦隔大細胞型B細胞リンパ腫、形質転換濾胞性リンパ腫、高悪性度B細胞リンパ腫（CD19抗原を標的としたCAR-T細胞療法の治療歴がない患者さんのみ）

● **リソカブタゲン マラルユーセル（商品名：ブレヤンジ®）の対象**

- 再発または難治性のびまん性大細胞型B細胞リンパ腫、原発性縦隔大

細胞型B細胞リンパ腫、形質転換低悪性度非ホジキンリンパ腫、高悪性度B細胞リンパ腫、濾胞性リンパ腫（CD19抗原を標的としたCAR-T細胞療法の治療歴がない患者さんのみ）

● **イデカブタゲン ビクルユーセル（商品名：アベクマ®）の対象**

• 再発または難治性の多発性骨髄腫（BCMA抗原を標的としたCAR-T細胞療法の治療歴がない、免疫調節薬、プロテアソーム阻害薬および抗CD38モノクローナル抗体製剤を含む3つ以上の前治療歴があり、かつ、直近の前治療に対して病勢進行が認められたまたは治療後に再発した、のいずれも満たす場合のみ）

● **シルタカブタゲン オートルユーセル（商品名：カービクティ®）の対象**

• 再発または難治性の多発性骨髄腫（BCMA抗原を標的としたCAR-T細胞療法の治療歴がない患者さんで、一定の条件を満たす場合）

解 説

❶ ブリナツモマブの対象

二重特異性抗体薬のブリナツモマブは、再発または難治性のB細胞急性リンパ芽球性白血病に対して生存期間を延長することが報告され、保険で承認されています[1]。ブリナツモマブは、寛解の持続期間が12カ月以内の初回再発の方、初回救援療法後の再発の方、同種移植後12カ月以内に再発した方、2回以上再発した方などを対象として効果が確認されています。

なお、二重特異性抗体薬については、この後の**Q2**で具体的な治療内容について解説しますのでご参照ください。

❷ ニボルマブ、ペムブロリズマブの対象

免疫チェックポイント阻害薬のニボルマブ、ペムブロリズマブは、再発または難治性の古典的ホジキンリンパ腫に対して保険で承認されています。ニボルマブやペムブロリズマブは自家造血幹細胞移植やブレンツキシマブ ベドチン（商品名：アドセトリス®）の治療後の患者さんで効果を示していましたので、自家造血幹細胞移植やブレンツキシマブ ベドチン治療後の選択肢となっています。

❸ チサゲンレクルユーセル、アキシカブタゲン シロルユーセル、リソカブタゲン マラルユーセルの対象

　B細胞悪性血液腫瘍に発現しているCD19を標的とするCAR-T細胞療法であるチサゲンレクルユーセル、アキシカブタゲン シロルユーセル、リソカブタゲン マラルユーセルは、再発または難治性のCD19陽性のB細胞急性リンパ芽球性白血病やB細胞リンパ腫、びまん性大細胞型B細胞リンパ腫に対して保険で承認されています。

　また、リソカブタゲン マラルユーセルは濾胞性リンパ腫（grade 3B）に、チサゲンレクルユーセルは濾胞性リンパ腫に承認されています。ただし、保険診療でCAR-T細胞療法を受けることができる医療機関は国内で限られています。

❹ イデカブタゲン ビクルユーセル、シルタカブタゲン オートルユーセルの対象

　多発性骨髄腫に発現するBCMAを標的とするCAR-T細胞療法であるイデカブタゲン ビクルユーセル、シルタカブタゲン オートルユーセルは、再発または難治性多発性骨髄腫に対して保険で承認されています。ただし、保険診療でCAR-T細胞療法を受けることができる医療機関は国内で限られています。

　なお、CAR-T細胞療法の作用メカニズムについては1章「2．がん免疫療法の作用メカニズム」で説明されています（11ページ参照）。また、この後のQ2でも具体的な治療内容について解説しますのでご参照ください。

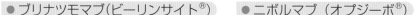

免疫療法は適応が拡大されること（対象となる病気が増えること）があります。
最新の情報をご確認ください。

● ブリナツモマブ（ビーリンサイト®）

● ニボルマブ（オプジーボ®）

● ペムブロリズマブ（キイトルーダ®）

● チサゲンレクルユーセル（キムリア®）

● アキシカブタゲン シロルユーセル
（イエスカルタ®）

● リソカブタゲン マラルユーセル
（ブレヤンジ®）

● イデカブタゲン ビクルユーセル
（アベクマ®）

● シルタカブタゲン オートルユー
セル（カービクティ®）

📖 用語解説

▶ **難治性**

治療を行ってもがんが十分に小さくならず、治りにくいこと。

▶ **治療選択肢の一つ**

「標準治療」は、既存の治療法との比較試験が行われて、その病気をもつ患者さんが長生きできると証明されている場合に用いられます。そのため、高い効果が示されていても既存の治療よりも生きられる期間が長くなることが証明されていない、または複数の試験で相反する結果が示されている場合には、「治療選択肢の一つ」と記載しています。

▶ **寛解**

白血病ではがんがかたまりを作らないため、大きさの変化で治療効果を判断できません。そのため、血液を造る場所である骨髄や、血液中のがん細胞の量で治療効果を判断します。骨髄中のがん細胞の割合が5％以下で、血液中にがん細胞がみられない状態のことを完全寛解といいます。

▶ **濾胞性リンパ腫（grade 3B）**

濾胞性リンパ腫は、おおむね細胞の大きさによってgrade 1〜3に分類されます。濾胞性リンパ腫としている場合には、多くはgrade 1、2、3Aのことを指します（臨床病期のⅠ〜Ⅳとは異なります）。濾胞性リンパ腫grade 3Bは、大型の細胞がほとんどシート状に並んでおり、濾胞性リンパ腫grade 1、2、3Aとは分けて考えられ、中悪性度リンパ腫の代表的組織型であるびまん性大細胞型B細胞リンパ腫と同様に治療されます。

その免疫療法の具体的な治療内容はどのようなものですか？

　Q1で示された薬はいずれも、それぞれの用法・用量に則り、患者さんの体調をみながら投与します。通常ブリナツモマブ、チサゲンレクルユーセル、アキシカブタゲン シロルユーセル、リソカブタゲン マラルユーセル、およびイデカブタゲン ビクルユーセル、シルタカブタゲン オートルユーセルは入院して点滴で投与します。

解説

❶ ブリナツモマブの用法・用量

　ブリナツモマブの用法・用量は**表1**のとおりです。

表1　ブリナツモマブの用法・用量

投与方法	投与量	投与スケジュール（回数・間隔・期間など）
点滴	体重が45kg以上の場合：1サイクル目の1〜7日目は1日9μg、それ以降は1日28μg 体重が45kg未満の場合：1サイクル目の1〜7日目は1日5μg/m²（体表面積）、それ以降は1日15μg/m²（ただし体重が45kg以上の場合の投与量を超えないこと）	1〜5サイクル：28日間投与後、14日間休薬 6〜9サイクル：28日間投与後、56日間休薬

　ブリナツモマブは二重特異性抗体薬と呼ばれる薬です。ブリナツモマブはT細胞の細胞表面上のCD3というタンパク質とB細胞の細胞表面上のCD19というタンパク質にくっつくことができます。そのため、ブリナツモマブはB細胞リンパ芽球性白血病細胞とT細胞とを一時的につなげることができます（**図1A**）。ブリナツモマブによってつなげられたT細胞が白血病細胞を攻撃するため、白血病細胞が壊されると考えられています。活性化されたT細胞からサイトカインと呼ばれる物質がたくさん作られるため、ブリナツモマブ投与後には**サイトカイン放出症候群**と呼ばれる、発熱、頭痛、吐き気、頻脈・血圧低下、動悸、呼吸困難、肝障害などを伴う症状が出ることがあります。

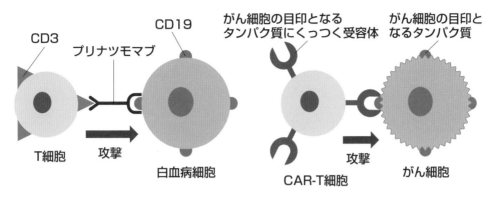

図1 二重特異性抗体薬とCAR-T細胞療法のしくみ

A) 二重特異性抗体薬ブリナツモマブ：T細胞上のCD3と白血病細胞上のCD19に結合することにより、白血病細胞が破壊される。

B) CAR-T細胞療法：がん細胞の上の目印となるタンパク質にくっつく受容体をもち、目印となるタンパク質をもつがん細胞を見つけて破壊する。

❷ ニボルマブ、ペムブロリズマブの用法・用量

ニボルマブ、ペムブロリズマブの用法・用量は表2のとおりです。

表2 ニボルマブ、ペムブロリズマブの用法・用量

投与方法	投与量	投与スケジュール（回数・間隔・期間など）	備考
ニボルマブ			
点滴（30分以上）	1回240mgまたは480mg	240mgの場合：2週間ごと 480mgの場合：4週間ごと	※小児には、1回3mg/kg（体重）を2週間ごとに投与。
ペムブロリズマブ			
点滴（30分）	1回200mgまたは400mg	200mgの場合：3週間ごと 400mgの場合：6週間ごと	

抗PD-1抗体の作用メカニズムに関しては、1章「2. がん免疫療法の作用メカニズム」（13ページ）に詳しい説明がありますので、ご参照ください。

❸ チサゲンレクルユーセル、アキシカブタゲン シロルユーセル、リソカブタゲン マラルユーセル、イデカブタゲン ビクルユーセル、およびシルタカブタゲン オートルユーセルの用法・用量

CAR-T細胞は、がん細胞の表面上に発現しているCD19やBCMAというがん細胞の目印になるタンパク質にくっつくことができる受容体をT細胞にもたせて、がん細胞を攻撃できるようにした薬です（図1B）。

これらの薬の用法・用量は表3のとおりです。

表3　チサゲンレクルユーセル、アキシカブタゲン シロルユーセル、リソカブタゲン マラルユーセル、イデカブタゲン ビクルユーセル、およびシルタカブタゲン オートルユーセルの用法・用量

投与方法	投与量	投与スケジュール（回数・間隔・期間など）
チサゲンレクルユーセル		
点滴	CD19陽性のB細胞急性リンパ芽球性白血病の場合：体重50kg以下、CAR発現生T細胞$0.2×10^6$〜$5.0×10^6$個/kg。体重50kg超、CAR発現生T細胞$0.1×10^8$〜$2.5×10^8$個/kg びまん性大細胞型B細胞リンパ腫、濾胞性リンパ腫の場合：CAR発現生T細胞$0.6×10^8$〜$6.0×10^8$個/kg	1回
アキシカブタゲン シロルユーセル		
点滴（5分以上30分まで）	抗CD19 CAR-T細胞$2.0×10^6$個/kg(体重)	1回
リソカブタゲン マラルユーセル		
点滴	CD8陽性細胞$20×10^6$〜$50×10^6$個 CD4陽性細胞$20×10^6$〜$50×10^6$個	CD8陽性細胞を投与した後にCD4陽性細胞を投与
イデカブタゲン ビクルユーセル		
点滴	CAR発現T細胞$450×10^6$個	1回。10mL/分を超えない速度で投与
シルタカブタゲン オートルユーセル		
点滴	CAR発現T細胞$0.75×10^6$個/kg（体重）	1回。7mL/分を超えない速度で投与

　CAR-T細胞の効果を高めるために、投与前にシクロホスファミド（エンドキサン®）やフルダラビン（フルダラ®）などの抗がん剤を用いたリンパ球除去化学療法が行われます（抗がん剤の効果が弱いと予想される患者さんでは、薬を変更することがあります）。CAR-T細胞においても、投与後にサイトカイン放出症候群が起こることがあります。

📖**用語解説**
- ▶ **サイトカイン放出症候群**

  活性化されたT細胞からは、生体内活性物質（サイトカイン）が放出されます。それらのサイトカインにより、発熱、頭痛、吐き気、頻脈・血圧低下、動悸、呼吸困難、肝障害などの症状が引き起こされます。

免疫療法の治療成績は？

 臨床試験の結果から、

- ブリナツモマブで治療した「B細胞急性リンパ芽球性白血病」の患者さんの約35％が、完全寛解または血球数の回復が不十分な完全寛解となりました。
- ニボルマブ、ペムブロリズマブで治療した「再発または難治性古典的ホジキンリンパ腫」の患者さんの約20％が、完全奏効に至りました。
- チサゲンレクルユーセルで治療した「再発または難治性のB細胞急性リンパ芽球性白血病」の患者さんの約81％が、完全寛解または血球数の回復が不十分な完全寛解となりました。
- アキシカブタゲン シロルユーセル、チサゲンレクルユーセル、リソカブタゲン マラルユーセルで治療した「再発または難治性の大細胞型B細胞リンパ腫」の患者さんは、それぞれ65％、28％、66％が、完全奏効に至りました。
- チサゲンレクルユーセルで治療した「再発または難治性の濾胞性リンパ腫」の患者さんの69％が、完全奏効に至りました。
- イデカブタゲン ビクルユーセル、シルタカブタゲン オートルユーセルで治療した「再発または難治性の多発性骨髄腫」の患者さんは、それぞれ33％、67％が、完全奏効または厳格な完全奏効に至りました。

解 説

❶ ブリナツモマブの治療成績

　ブリナツモマブは、18歳以上のフィラデルフィア染色体をもたないB細胞急性リンパ芽球性白血病に使用した場合、ブリナツモマブの治療を受けた271人中91人（34％）で完全寛解になったという報告があります[1]。フィラデルフィア染色体をもたないB細胞急性リンパ芽球性白血病では、45人中16人（36％）に完全寛解（14人）か血球数の回復が不十分な完全寛解（2人）が得られました[2]。また、

18歳未満のB細胞急性リンパ芽球性白血病においても、44人中14人（32％）に寛解が得られています[3]。

❷ ニボルマブ、ペムブロリズマブの治療成績

再発または難治性の古典的ホジキンリンパ腫の患者さんにおいて、ニボルマブは243人中40人（16％）で完全奏効が得られました[4]。ペムブロリズマブでは、210人中47人（22％）で完全奏効が得られました[5]。

❸ チサゲンレクルユーセル、アキシカブタゲン シロルユーセル、リソカブタゲン マラルユーセルの治療成績

再発または難治性のB細胞急性リンパ芽球性白血病に対して、チサゲンレクルユーセルは75人中61人（81％）に完全寛解（45人）か血球数の回復が不十分な完全完解（16人）が得られました[6]。

再発または難治性の大細胞型B細胞リンパ腫に対して、アキシカブタゲン シロルユーセルは180人中117人（65％）（大量抗がん剤＋造血幹細胞治療では32％）[7]、チサゲンレクルユーセルは162人中46人（28％）（大量抗がん剤＋造血幹細胞治療では28％）[8]、リソカブタゲン マラルユーセルは92人中61人（66％）（大量抗がん剤＋造血幹細胞治療では39％）[9]の方で完全奏効が得られました。これらの3つの試験は別々に行われており、参加された患者さんや腫瘍の状態が異なりますので、上記のデータのみでは各製剤の優劣を判断できません。また、これらの治療を受けた場合に既存の治療より長く生きられるかについては、試験によって異なった結果が出ています。

再発または難治性の濾胞性リンパ腫に対して、チサゲンレクルユーセルは94人中65人（69％）の方で完全奏効が得られました[10]。

❹ イデカブタゲン ビクルユーセル、シルタカブタゲン オートルユーセルの治療成績

再発または難治性の多発性骨髄腫に対して、イデカブタゲン ビクルユーセルは128人中42人（33％）の方に完全奏効または厳格な完全奏効が[11]、シルタカブタゲン オートルユーセルは97人中65人（67％）[12]の方で厳格な完全奏効が得られました。

▶ 完全寛解
かんぜんかんかい

白血病ではがんがかたまりを作らないため、大きさの変化で治療効果を判断できません。そのため、血液を造る場所である骨髄や、血液中のがん細胞の量で治療効果を判断します。骨髄中のがん細胞の割合が5％以下で、血液中にがん細胞がみられない状態のことを完全寛解といいます。

▶ 血球数の回復が不十分な完全寛解

治療の影響で骨髄中の正常な血球（白血球・赤血球・血小板）が減った後に、まだ十分回復していないけれども、骨髄中のがん細胞の割合が5％以下となり、血液中にがん細胞がみられない状態のことをいいます。

▶ 完全奏効（悪性リンパ腫の場合）

悪性リンパ腫ではブドウ糖が代謝に使われるため、PET-CTといってブドウ糖を放射性同位元素で標識して注射することで腫瘍に集まることを確認できます。治療後にこの集積が消失した状態を完全奏効といい、悪性リンパ腫が消失した状態を表します。

▶ 完全奏効（多発性骨髄腫の場合）

多発性骨髄腫では、骨の中にまだらに腫瘍が存在するため、治療効果を判断するのが難しく、血液中や尿中に存在する腫瘍から分泌されるタンパクを抗体と反応させて判断します。多発性骨髄腫では、①免疫固定法という方法で血液・尿のいずれからもタンパクが認められなくなり、かつ②骨髄中の形質細胞が5％未満で、かつ③骨髄の外で軟部組織にできた形質細胞腫がすべて消失した状態を完全奏効といいます。悪性リンパ腫のようにPET-CTを併せて用いることもあります。

▶ 厳格な完全奏効（多発性骨髄腫の場合）

完全奏効の定義に加え、①血清遊離軽鎖（フリー・ライト・チェーンと呼ぶ、ライト・チェーンは重鎖と軽鎖からなる免疫グロブリンのうち軽鎖のこと）のカッパ/ラムダ鎖比が正常、かつ免疫組織化学染色または免疫蛍光抗体法という方法で骨髄中の単クローン性形質細胞が消失（100個以上の形質細胞を数えて、患者さんの形質細胞が分泌するライト・チェーンがカッパ型の場合にはカッパ/ラムダ鎖比が4：1以下、ラムダ型の場合には1：2以上を満た）した状態を「厳格な完全奏効」と呼び、完全奏効よりもさらに腫瘍量が減った状態として、完全奏効とは区別して扱います。

▶ フィラデルフィア染色体

遺伝子（DNA）が存在する染色体は、長いものから順に1〜23番まで番号がつけられています。9番染色体と22番染色体の間で一部が入れ替わることにより異常が生じた22番染色体をこう呼びます。慢性骨髄性白血病の患者さんや一部の急性リンパ芽球性白血病の患者さんの白血病細胞がこのフィラデルフィア染色体をもちますが、急性リンパ芽球性白血病ではフィラデルフィア染色体をもっている患者さんのほうがもっていない患者さんに比べて従来治りにくいとされてきました。最近ではフィラデルフィア染色体をもつ場合には分子標的治療薬が抗がん剤治療に併用されます。

◆引用文献

1） Kantarjian H, Stein A, Gökbuget N, et al. Blinatumomab versus chemotherapy for advanced acute lymphoblastic leukemia. N Engl J Med. 2017；376(9)：836-847.

2） Martinelli G, Boissel N, Chevallier P, et al. Complete hematologic and molecular response in adult patients with relapsed/refractory Philadelphia chromosome-positive B-precursor acute lymphoblastic leukemia following treatment with blinatumomab: results from a phase II, single-arm, multicenter study. J Clin Oncol. 2017；35(16)：1795-1802.

3） von Stackelberg A, Locatelli F, Zugmaier G, et al. Phase I/phase II study of blinatumomab in pediatric patients with relapsed/refractory acute lymphoblastic leukemia. J Clin Oncol. 2016；34(36)：4381-4389.

4） Armand P, Engert A, Younes A, et al. Nivolumab for relapsed/refractory classic Hodgkin lymphoma after failure of autologous hematopoietic cell transplantation: extended follow-up of the multicohort single-arm phase II CheckMate 205 trial. J Clin Oncol. 2018；36(14)：1428-1439.

5） Chen R, Zinzani PL, Fanale MA, et al. Phase II study of the efficacy and safety of pembrolizumab for relapsed/refractory classic Hodgkin lymphoma. J Clin Oncol. 2017；35(19)：2125-2132.

6） Maude SL, Laetsch TW, Buechner J, et al. Tisagenlecleucel in children and young adults with B-cell lymphoblastic leukemia. N Engl J Med. 2018；378(5)：439-448.

7） Locke FL, Miklos DB, Jacobson CA, et al. Axicabtagene ciloleucel as second-line therapy for large B-cell lymphoma. N Engl J Med. 2022；386(7)：640-654.

8） Bishop MR, Dickinson M, Purtill D, et al. Second-line tisagenlecleucel or standard care in aggressive B-cell lymphoma. N Engl J Med. 2022；386(7)：629-639.

9） Kamdar M, Solomon SR, Arnason J, et al. Lisocabtagene maraleucel versus standard of care with salvage chemotherapy followed by autologous stem cell transplantation as second-line treatment in patients with relapsed or refractory large B-cell lymphoma (TRANSFORM): results from an interim analysis of an open-label, randomised, phase 3 trial. Lancet. 2022；399(10343)：2294-2308.

10） Fowler NH, Dickinson M, Dreyling M, et al. Tisagenlecleucel in adult relapsed or refractory follicular lymphoma: the phase 2 ELARA trial. Nat Med. 2022；28(2)：325-332.

11） Munshi NC, Anderson LD Jr, Shah N, et al. Idecabtagene vicleucel in relapsed and refractory multiple myeloma. N Engl J Med. 2021；384(8)：705-716.

12） Martin T, Usmani SZ, Berdeja JG, et al. Ciltacabtagene autoleucel, an anti-B-cell maturation antigen chimeric antigen receptor T-cell therapy, for relapsed/refractory multiple myeloma: CARTITUDE-1 2-year follow-up. J Clin Oncol. 2023；41(6)：1265-1274.

2　食道がん

 Q1　食道がんで免疫療法は標準治療と
なっていますか?

A

食道がんでは、下記の場合に免疫療法が標準治療となっています。

● **ニボルマブ（商品名：オプジーボ®）の対象**

- 抗がん剤治療の後に悪化した切除することができない進行・再発の食道がん
- 食道がん手術後の補助療法（ほじょりょうほう）（再発予防のための治療）

● **ペムブロリズマブ（商品名：キイトルーダ®）の対象**

- 切除することができない進行・再発の食道がん
- PD-L1が陽性の切除することができない進行・再発の食道扁平上皮がん（しょくどうへんぺいじょうひ）
- 抗がん剤治療の後に悪化した進行・再発の高頻度（こうひんど）マイクロサテライト不安定性（ふあんていせい）（MSI-High（ハイ））を有する食道がん（標準的な治療が難しい場合のみ）
- 抗がん剤治療の後に悪化した高い腫瘍遺伝子変異量（TMB-High（ハイ））を有する食道がん（標準的な治療が難しい場合のみ）

● **イピリムマブ（商品名：ヤーボイ®）の対象**

- 切除することができない進行・再発の食道がん

 解説

❶ ニボルマブの対象

　ニボルマブが従来の抗がん剤治療と比べて食道がん患者さんの生存期間をより延長させること、食道がんまたは食道胃接合部がん（しょくどういせつごうぶ）（食道と胃のつなぎ目にできたがん）の手術後にニボルマブを投与することにより再発までの期間がより延長することが臨床試験（りんしょうしけん）で報告されました[1][2]。これらの結果から、ニボルマブは、2020

年に「切除することができない進行・再発食道がんの二次治療」として、さらに、2021年には「食道がんの術後補助療法（再発予防のための治療）」として保険で承認されました。

❷ ペムブロリズマブの対象

　がんの治療を行ったことがなく、切除することができない食道がんと食道胃接合部がんの患者さんを対象とした臨床試験において、抗がん剤治療とペムブロリズマブを組み合わせた併用療法が、抗がん剤治療のみによる治療効果をより上回ることが示されました[3]。この結果を踏まえ、「切除することができない進行・再発食道がんの一次治療」として、抗がん剤治療とペムブロリズマブを組み合わせた併用療法が2021年に保険で承認されました。また、ペムブロリズマブ単独での投与は、「PD-L1が陽性の切除することができない進行・再発食道扁平上皮がんの二次治療」として保険で承認されています。

　さらにペムブロリズマブは、標準的な治療を行うことが難しいがんの中で、「抗がん剤治療の後に悪化した進行・再発の高頻度のマイクロサテライト不安定性（MSI-High）を有する固形がん」と「抗がん剤治療の後に悪化した高い腫瘍遺伝子変異量（TMB-High）を有する進行・再発の固形がん」に対しても保険で承認されています。これらの条件を満たす食道がんでは、ペムブロリズマブを用いた免疫療法を行うことができます。

❸ 臨床試験中の治療法

　ニボルマブ、ペムブロリズマブ、アテゾリズマブ（商品名：テセントリク®）、デュルバルマブ（商品名：イミフィンジ®）では、抗がん剤治療やほかの免疫チェックポイント阻害薬と組み合わせた併用療法の効果を調べる臨床試験が行われています。また、食道がんの患者さんを対象として、がん特異的ペプチドを用いたがんワクチン療法の臨床試験も行われていましたが、再発までの期間を延長することはできませんでした。

2022年4月1日以降、切除することができない進行・再発の食道がんに対して二ボルマブとイピリムマブの併用療法および二ボルマブと抗がん剤治療の併用療法が保険で承認されました。このように、食道がんでは免疫療法の適応が拡大されることがあります。最新の情報をご確認ください。

● ニボルマブ（オプジーボ®）

● ペムブロリズマブ（キイトルーダ®）

● アテゾリズマブ（テセントリク®）

● デュルバルマブ（イミフィンジ®）

● イピリムマブ（ヤーボイ®）

■ 用語解説

▶ 高頻度マイクロサテライト不安定性（MSI-High）

ヒトのDNAにはマイクロサテライトと呼ばれる遺伝子配列が存在します。この部位の遺伝子は、複製される際にエラーが生じやすく、それらのエラーは通常であればミスマッチ修復タンパク質（MMR）などにより修復されています。しかし、MMRに異常があるとエラーが修復されず、生じた遺伝子の異常がそのまま残ってしまいます。この状態をマイクロサテライト不安定性（microsatellite instability：MSI）といい、その不安定性が高度であることをMSI-Highと呼びます。

▶ 高い腫瘍遺伝子変異量（TMB-High）

腫瘍遺伝子変異量（tumor mutation burden：TMB）は、正常細胞とがん細胞の遺伝子を比較することで調べた、がん細胞がもっている遺伝子変異の数です。変異のある遺伝子からは、正常とは異なるタンパク質が作られます。これらの変異タンパク質をもつがん細胞は、免疫細胞からの攻撃を受けやすくなります。そのため、TMBが多いがん細胞ほ

ど免疫細胞から攻撃される可能性が高くなると考えられ、TMBが多いがんほど免疫チェックポイント阻害薬の治療効果がより期待されます。

▶ 固形がん

がんには白血病のようにがん細胞のかたまりを作らない血液がんと、かたまりを作って周りの組織に広がったり、別の臓器に転移したりする固形がんがあります。固形がんは周囲を線維芽細胞などに囲まれて硬くなり、免疫細胞が届きにくい場合があります。

Q2 その免疫療法の具体的な治療内容は
どのようなものですか？

ニボルマブとペムブロリズマブはともに、それぞれの薬の用法・用量に
則り、通常は外来ないし入院において点滴で投与します。

解 説

❶ ニボルマブの用法・用量

　ニボルマブは**Q1**で述べたとおり、「切除することができない進行・再発食道がんの二次治療」と「食道がん術後の補助療法」として用いられています。その用法・用量は**表1**のとおりで、患者さんの体調をみながら投与します。

表1　ニボルマブの用法・用量

投与方法	投与量	投与スケジュール （回数・間隔・期間など）	備　考
点滴（1時間以上）	1回240mgまたは480mg	240mgの場合：2週間ごとに1回 480mgの場合：4週間ごとに1回	※術後補助療法の場合：投与期間は最長12カ月。

❷ ペムブロリズマブの用法・用量

　ペムブロリズマブは**Q1**で述べたとおり、「切除することができない進行・再発食道がんの一次治療」と「PD-L1が陽性の切除することができない進行・再発食道扁平上皮がんの二次治療」として、さらに、「標準的な治療が難しい抗がん剤治療の後に悪化した進行・再発の高頻度のマイクロサテライト不安定性（MSI-High）を有する食道がん」と「抗がん剤治療の後に悪化した高い腫瘍遺伝子変異量（TMB-High）を有する進行・再発食道がん」に対しても用いられています。その用法・用量は**表2**のとおりで、患者さんの体調をみながら投与します。

表2　ペムブロリズマブの用法・用量

投与方法	投与量	投与スケジュール （回数・間隔・期間など）	備 考
点滴（30分 以上）	1回200mgまたは 400mg	200mgの場合：3週間 ごとに1回 400mgの場合：6週間 ごとに1回	※切除することができ ない進行・再発食道 がんの一次治療の場 合：抗がん剤（フル オロウラシルおよび シスプラチン）との 併用療法として投 与。

2

食道がん

Q3 免疫療法の治療成績は？

A

臨床試験の結果から、ニボルマブで二次治療を行った患者さんの生存期間の延長、ニボルマブの術後補助療法による再発の抑制（よくせい）、ペムブロリズマブと抗がん剤治療を組み合わせた併用療法による生存期間の延長と、腫瘍が大きくなるのを抑える効果が認められました。

解説

❶ ニボルマブの治療成績

「切除することができない進行・再発食道がんの二次治療」としてニボルマブの治療効果を検討した臨床試験で、抗がん剤治療のグループは**生存期間の中央値**が8.4カ月であったのに対して、ニボルマブを投与したグループでは10.9カ月とより改善しました（ATTRACTION（アトラクション）-3試験）[1]。

また別の臨床試験において、抗がん剤治療と放射線治療の併用療法を行った後に食道がんの切除手術が行われた患者さんの中で、がん病巣（びょうそう）の病理学検査において**完全奏効**に至らなかった患者さんを対象として、ニボルマブが再発を抑制する効果を検討しました（CheckMate（チェックメイト） 577試験）[2]。その結果、がんが再発するまでの期間はプラセボ（疑薬（ぎやく））のグループが11.0カ月であったのに対し、ニボルマブで治療したグループが22.4カ月であり、ニボルマブはがんの再発をより抑制しました[2]。さらに、同じ臨床試験において組織のタイプで食道がんを腺（せん）がんと扁平上皮（へんぺいじょうひ）がんというグループに分けて解析した結果、腺がん（プラセボ：11.1カ月、ニボルマブ：19.4カ月）と比べて、扁平上皮がん（プラセボ：11.0カ月、ニボルマブ：29.7カ月）でより良い結果が得られました[2]。

❷ ペムブロリズマブの治療成績

「切除することができない食道がんに対する一次治療」として、抗がん剤治療とペムブロリズマブを組み合わせた併用療法と抗がん剤治療のみの治療効果を検討し

ました（KEYNOTE-590試験）[3]。その結果、生存期間の中央値は抗がん剤治療のみのグループが9.8カ月であったのに対して併用療法グループでは12.4カ月、がんが悪化しなかった期間は抗がん剤治療のみのグループが5.8カ月であったのに対して併用療法グループでは6.3カ月、奏効割合は抗がん剤治療のみのグループが29.3%あったのに対して併用療法グループでは45.0%と、いずれも抗がん剤治療とペムブロリズマブを組み合わせた併用療法でより改善しました[3]。扁平上皮がんの患者さんグループやPD-L1が陽性の患者さんグループにおける解析でも、同様の結果が得られました[3]。

　なお、ニボルマブやペムブロリズマブによる有害事象（副作用）に関しては、これらの臨床試験の解析結果より、有害事象（副作用）の発症割合は許容内と考えられています。しかし、免疫関連有害事象（irAE）の発症とその対応には注意が必要です。

📖 用語解説

▶ **生存期間の中央値**
臨床試験において、参加した患者さんの半分の人数が亡くなるまでの期間。

▶ **完全奏効**
すべての病変（がん）が、消失した状態。

▶ **奏効割合**
完全奏効〔すべての病変（がん）が、消失した状態〕の患者さんの割合と部分奏効〔病変（がん）の大きさの和が、30%以上減少した状態〕の患者さんの割合を足したもの。

◆引用文献

1）Kato K, Cho BC, Takahashi M, et al. Nivolumab versus chemotherapy in patients with advanced oesophageal squamous cell carcinoma refractory or intolerant to previous chemotherapy (ATTRACTION-3): a multicentre, randomised, open-label, phase 3 trial. Lancet Oncol. 2019; 20(11): 1506-1517.

2）Kelly RJ, Ajani JA, Kuzdzal J, et al. Adjuvant nivolumab in resected esophageal or gastroesophageal junction cancer. N Engl J Med. 2021; 384(13): 1191 1203.

3）Sun JM, Shen L, Shah MA, et al. Pembrolizumab plus chemotherapy versus chemotherapy alone for first-line treatment of advanced oesophageal cancer (KEYNOTE-590): a randomised, placebo-controlled, phase 3 study. Lancet. 2021; 398(10302): 759-771.

3 胃がん

 Q1 胃がんで免疫療法は標準治療となっていますか？

A

胃がんでは、下記の場合に免疫療法が標準治療となっています。

● **ニボルマブ（商品名：オプジーボ®）の対象**

・切除することができない進行・再発の胃がん

● **ペムブロリズマブ（商品名：キイトルーダ®）の対象**

・抗がん剤治療の後に悪化した進行・再発の高頻度マイクロサテライト不安定性（MSI-High）を有する胃がん（標準的な治療が難しい場合のみ）

・抗がん剤治療の後に悪化した高い腫瘍遺伝子変異量（TMB-High）を有する胃がん（標準的な治療が難しい場合のみ）

解説

　胃がんは、切除できる場合には内視鏡での切除や手術が治療法の第一選択になります。胃から離れた場所に転移して手術できない場合、あるいは手術をしたが再発してしまったという場合には抗がん剤治療が行われますが、免疫療法も抗がん剤治療に含まれます。臨床試験の結果を踏まえて、抗がん剤治療の中に免疫療法が組み入れられ、現時点では、免疫療法は従来からある抗がん剤治療と併用したり、単独で行われたりします。

❶ ニボルマブの対象

　ニボルマブは、「切除することができない進行・再発胃がん」の治療として保険で承認されています。

❷ ペムブロリズマブの対象

　ペムブロリズマブは、標準的な治療を行うことが難しいがんの中で、「抗がん剤

治療の後に悪化した進行・再発の高頻度のマイクロサテライト不安定性（MSI-High）を有する固形がん」と、「抗がん剤治療の後に悪化した高い腫瘍遺伝子変異量（TMB-High）を有する進行・再発の固形がん」に対しても保険で承認されています。これらの条件を満たす胃がんでは、ペムブロリズマブを用いた免疫療法を行うことができます。

なお、免疫療法は適応が拡大されること（対象となる病気が増えること）があります。最新の情報をご確認ください。

● ニボルマブ（オプジーボ®）

● ペムブロリズマブ（キイトルーダ®）

■ 用語解説

▶ 高頻度マイクロサテライト不安定性（MSI-High）

ヒトのDNAにはマイクロサテライトと呼ばれる遺伝子配列が存在します。この部位の遺伝子は、複製される際にエラーが生じやすく、それらのエラーは通常であればミスマッチ修復タンパク質（MMR）などにより修復されています。しかし、MMRに異常があるとエラーが修復されず、生じた遺伝子の異常がそのまま残ってしまいます。この状態をマイクロサテライト不安定性（microsatellite instability：MSI）といい、その不安定性が高度であることをMSI-Highと呼びます。

▶ 高い腫瘍遺伝子変異量（TMB-High）

腫瘍遺伝子変異量（tumor mutation burden：TMB）は、正常細胞とがん細胞の遺伝子を比較することで調べた、がん細胞がもっている遺伝子変異の数です。変異のある遺伝子からは、正常とは異なるタンパク質が作られます。これらの変異タンパク質をもつがん細胞は、免疫細胞からの攻撃を受けやすくなります。そのため、TMBが多いがん細胞ほど免疫細胞から攻撃される可能性が高くなると考えられ、TMBが多いがんほど免疫チェックポイント阻害薬の治療効果がより期待されます。

▶ 固形がん

がんには白血病のようにがん細胞のかたまりを作らない血液がんと、かたまりを作って周りの組織に広がったり、別の臓器に転移したりする固形がんがあります。固形がんは周囲を線維芽細胞などに囲まれて硬くなり、免疫細胞が届きにくい場合があります。

その免疫療法の具体的な治療内容は どのようなものですか？

ニボルマブとペムブロリズマブはともに、それぞれの薬の用法・用量に則り、通常は外来において点滴で投与します。

解 説

　ニボルマブとペムブロリズマブは、T細胞の表面にあるPD-1タンパク質に結合する抗体（こうたい）が注射薬になったもので、いずれも外来での投与が一般的です。定期的に腫瘍マーカーやCTなどの検査を行い、効果があるかどうかを確認しながら、有害事象（じしょう）（副作用）（ふくさよう）などの問題がなければ効果があるかぎり継続します。ただし、免疫療法には特有の有害事象（ゆうがい）（副作用）があり注意が必要です。投与期間に制限はありません。

① ニボルマブの用法・用量

　ニボルマブは**Q1**で述べたとおり、「切除することができない進行・再発胃がん」の治療として用いられています。その用法・用量は**表1**のとおりで、患者さんの体調をみながら投与します。

表1　ニボルマブの用法・用量

投与方法	投与量	投与スケジュール （回数・間隔・期間など）	備 考
点滴（30分以上）	1回240mgまたは480mg	240mgの場合：2週間ごと 480mgの場合：4週間ごと	※ほかの抗がん剤と併用する場合：1回240mgを2週間ごとに、または1回360mgを3週間ごとに投与。

　ニボルマブをほかの抗がん剤と併用で使う場合には、その組み合わせる抗がん剤の種類には保険診療上、制限があります。また抗がん剤と組み合わせるか単独で治

療するか、によって治療スケジュールが変わります。

② ペムブロリズマブの用法・用量

ペムブロリズマブは**Q1**で述べたとおり、「標準的な治療が難しい抗がん剤治療の後に悪化した進行・再発の高頻度のマイクロサテライト不安定性（MSI-High）を有する胃がん」と「抗がん剤治療の後に悪化した高い腫瘍遺伝子変異量（TMB-High）を有する進行・再発胃がん」に対して用いられています。その用法・用量は**表2**のとおりで、患者さんの体調をみながら投与します。

表2　ペムブロリズマブの用法・用量

投与方法	投与量	投与スケジュール（回数・間隔・期間など）
点滴（30分以上）	1回200mgまたは400mg	200mgの場合：3週間ごと 400mgの場合：6週間ごと

Q3 免疫療法の治療成績は？

A 　臨床試験の結果から、胃がんの患者さんに抗がん剤治療の最初の治療として従来の抗がん剤治療とニボルマブの併用療法を行ったところ、ニボルマブを投与された患者さんは、プラセボ（偽薬）を投与された患者さんに比べてより長く生きられた、あるいはより効果が持続した、という結果が示されています。ニボルマブを単独で投与した場合にも、より長く生きられるという効果が示されています。

　ペムブロリズマブは、マイクロサテライト不安定性（MSI）検査でMSI-Highであった患者さんに単独で投与した結果、がんが小さくなる割合が高く、その効果が長く続くことが示されています。

解説

❶ ニボルマブの治療成績

　2021年と2022年に発表された2つの臨床試験の結果では、胃がんの患者さんに最初の抗がん剤治療として、従来の抗がん剤治療とニボルマブの併用療法を行ったところ、ニボルマブを投与された患者さんは、プラセボを投与された患者さんに比べて約2カ月、より長く生きられた、あるいは、より長く効果が持続した、という結果が示されました[1][2]。ただし、胃がんやその周りの細胞にPD-L1というタンパク質が出ている程度によっては、ニボルマブを併用する効果が十分には期待できない可能性があります。ニボルマブを併用することで有害事象（副作用）の頻度も増すことからも、治療前にPD-L1が出ている程度を調べ、それによってニボルマブを併用するかどうか、担当医と相談して決める必要があります。

　また、ニボルマブは2017年に発表された臨床試験の結果で、2種類以上の標準的な抗がん剤治療が行われ、有害事象（副作用）のせいで投与できなくなった、あるいは効かなくなった胃がんをもつ患者さんに投与したところ、ニボルマブを投与された患者さんは、プラセボを投与された患者さんに比べて約1カ月、より長く生

きられた、という結果が示されています[3]。

② ペムブロリズマブの治療成績

ペムブロリズマブは胃がん患者さんでの臨床試験の中で、マイクロサテライト不安定性（MSI）検査でMSI-Highであった患者さんのデータを抽出してみると、がんが縮小する効果が15人中7人（47％）で観察されました。よって、ペムブロリズマブの治療では、内視鏡検査あるいは手術で採取された病変を検査に出してMSI検査を行い、MSI-Highの場合にペムブロリズマブは適応になります。MSI-Highとなる割合は胃がんの3～7％とされていて[4] [5]、適応となる患者さんは限られますが、臨床試験の結果から、ペムブロリズマブはMSI検査でMSI-Highとなる胃がんの患者さんに2番目の抗がん剤治療として効果が期待できるといえます。ただし、胃がんに対して2番目に行う抗がん剤治療では、ほかにもパクリタキセルとラムシルマブの2剤を併用した治療法もあり、そのパクリタキセル＋ラムシルマブ療法とペムブロリズマブを直接比較した結果はないので、2番目の治療としてよりよい治療がどちらになるかの結論はまだ出ていません。

上述のように、ニボルマブとペムブロリズマブは胃がんでの有効性が科学的に証明されており、免疫療法は胃がん治療においては非常に重要です。

③ ニボルマブ、ペムブロリズマブの有害事象（副作用）

免疫療法には特有かつ重篤な有害事象（副作用）が起こる場合があり注意が必要です。そのため、投与前に免疫療法で起こりうる合併症をもっているかどうかの検査を行っておくことが推奨されますし、投与後も定期的にその検査を行うことが、万が一有害事象（副作用）が起こった場合に重症化させないために重要になります。有害事象（副作用）が起こった場合には、専門的な対応が必要になることが多いので、免疫療法は有害事象（副作用）に対する対応が可能な保険医療機関で行われます。

◆引用文献

1) Janjigian YY, Shitara K, Moehler M, et al. First-line nivolumab plus chemotherapy versus chemotherapy alone for advanced gastric, gastro-oesophageal junction, and oesophageal adenocarcinoma (CheckMate 649): a randomised, open-label, phase 3 trial. Lancet. 2021; 398(10294): 27-40.

2) Kang YK, Chen LT, Ryu MH, et al. Nivolumab plus chemotherapy versus placebo plus chemotherapy in patients with HER2-negative, untreated, unresectable advanced or recurrent gastric or gastro-oesophageal junction cancer (ATTRACTION-4): a randomised, multicentre, double-blind, placebo-controlled, phase 3 trial. Lancet Oncol. 2022; 23(2) :234-247.

3) Kang YK, Boku N, Satoh T, et al. Nivolumab in patients with advanced gastric or gastro-oesophageal junction cancer refractory to, or intolerant of, at least two previous chemotherapy regimens (ONO-4538-12, ATTRACTION-2): a randomised, double-blind, placebo-controlled, phase 3 trial. Lancet. 2017; 390(10111): 2461-2471.

4) Shitara K, Özgüroğlu M, Bang YJ, et al. Pembrolizumab versus paclitaxel for previously treated, advanced gastric or gastro-oesophageal junction cancer (KEYNOTE-061): a randomised, open-label, controlled, phase 3 trial. Lancet. 2018; 392(10142): 123-133.

5) Choi YY, Kim H, Shin SJ, et al. Microsatellite instability and programmed cell death-ligand 1 expression in stage II/III gastric cancer: post hoc analysis of the CLASSIC randomized controlled study. Ann Surg. 2019; 270(2): 309-316.

郵 便 は が き

113-8790

（受取人）
東京都文京区湯島2丁目31番14号

金原出版株式会社　営業部行

フリガナ			年　齢
お名前			歳
ご住所	〒　　　－		
E-mail		@	
ご職業 など	勤務医（　　　　　　　　　科）・開業医（　　　　　　科） 研修医・薬剤師・看護師・技師（検査/放射線/工学） PT/OT/ST・企業・学生・患者さん・ご家族 その他（　　　　　　　　　　　　　　　　　　　）		

※このハガキにご記入頂く内容は，アンケートの収集や関連書籍のご案内を目的と
するものです。ご記入頂いた個人情報は，アンケートの分析やデータベース化する際に，
個人情報に関する機密保持契約を締結した業務委託会社に委託する場合がござい
ますが，上記目的以外では使用致しません。以上ご了承のうえご記入をお願い致します。

◆ 弊社からのメールマガジンを □希望する □希望しない
「希望する」を選択していただいた方には，後日，本登録用のメールを送信いたします。

金原出版　愛読者カード

弊社書籍をお買い求め頂きありがとうございます。
皆さまのご意見を今後の企画・編集の資料とさせて頂きますので，
下記のアンケートにご協力ください。ご協力頂いた方の中から抽選で
図書カード1,000円分(毎月10名様) を贈呈致します。
なお，当選者の発表は発送をもって代えさせて頂きます。
WEB上でもご回答頂けます。
https://forms.gle/U6Pa7JzJGfrvaDof8

① **本のタイトルをご記入ください。**

② **本書をどのようにしてお知りになりましたか?**
- ☐ 書店・学会場で見かけて　☐ 宣伝広告・書評を見て
- ☐ 知人から勧められて　　　☐ インターネットで
- ☐ 病院で勧められて　　　　☐ メルマガ・SNSで
- ☐ その他 (　　　　　　　　　　　　　　　　　　　　　)

金原出版キャラクター「けんたくん」

③ **本書の感想をお聞かせください。**
- ◆ 内　容〔満足・まあ満足・どちらともいえない・やや不満・不満〕
- ◆ 表　紙〔満足・まあ満足・どちらともいえない・やや不満・不満〕
- ◆ 難易度〔高すぎる・少し高い・ちょうどよい・少し低い・低すぎる〕
- ◆ 価　格〔高すぎる・少し高い・ちょうどよい・少し低い・低すぎる〕

④ **本書の中で役に立ったところ，役に立たなかったところをお聞かせください。**
- ◆ 役に立ったところ (　　　　　　　　　　　　　　　　　　)
  - → その理由 (　　　　　　　　　　　　　　　　　　　　　)
- ◆ 役に立たなかったところ (　　　　　　　　　　　　　　　)
  - → その理由 (　　　　　　　　　　　　　　　　　　　　　)

⑤ **注目しているテーマ，今後読みたい・買いたいと思う書籍等がございましたら
お教えください。また，弊社へのご意見・ご要望など自由にご記入ください。**

(

)

ご協力ありがとうございました。

4 大腸がん

Q1 大腸がんで免疫療法は標準治療となっていますか?

大腸がんでは、下記の場合に免疫治療が標準治療となっています。

● ニボルマブ（商品名：オプジーボ®）の対象

- 抗がん剤治療の後に悪化した切除することができない進行・再発の高頻度マイクロサテライト不安定性（MSI-High）を有する大腸がん

● ペムブロリズマブ（商品名：キイトルーダ®）の対象

- 切除することができない進行・再発の高頻度マイクロサテライト不安定性（MSI-High）を有する大腸がん
- 抗がん剤治療の後に悪化した進行・再発の高頻度マイクロサテライト不安定性（MSI-High）を有する大腸がん（標準的な治療が難しい場合のみ）
- 抗がん剤治療の後に悪化した高い腫瘍遺伝子変異量（TMB-High）を有する進行・再発の大腸がん（標準的な治療が難しい場合のみ）

● イピリムマブ（商品名：ヤーボイ®）の対象

- 抗がん剤治療の後に悪化した切除することができない進行・再発の高頻度マイクロサテライト不安定性（MSI-High）を有する大腸がん

解 説

　大腸がんでは、腫瘍遺伝子変異（TMB）が多い症例では、免疫チェックポイント阻害薬の効果が高いことがわかっています。その診断法として、マイクロサテライト不安定性（MSI）検査やFoundationOne®CDxがんゲノムプロファイル（F1CDx）が行われます。

　大腸がんや小腸がんでは、高頻度マイクロサテライト不安定性（MSI-High）を有する症例の割合が多いことから、免疫チェックポイント阻害薬は新しい免疫療法として期待されています。小腸がんは大腸がんよりも悪性度が高く、ほかの治療が

無効となる割合が多いがんですが、高頻度マイクロサテライト不安定性（MSI-High）を有する割合は大腸がんよりも高いので、積極的なマイクロサテライト不安定性（MSI）検査が推奨（すいしょう）されます。

❶ ニボルマブの対象

ニボルマブによる免疫療法は、高頻度マイクロサテライト不安定性を有する（MSI-High）大腸がん患者さんで、フルオロウラシル（商品名：5FU®）とイリノテカン（商品名：トポテシン®、カンプト®）あるいはオキサリプラチン（商品名：エルプラット®）の併用抗がん剤治療の後に悪化した場合の二次治療として、保険で承認されています[1]。

また、ニボルマブとイピリブマブの併用療法も保険で承認されています[2]。

❷ ペムブロリズマブの対象

ペムブロリズマブによる免疫療法は、MSI-High大腸がん患者さんの一次治療として、保険で承認されています。大腸がんを含む固形がん（こけい）では、標準的な抗がん剤治療が効かなくなった患者さんに対する二次治療として用いられています[3] [4]。

また、腫瘍遺伝子変異（TMB）スコアが10変異/メガベース以上の患者さんで、標準的な治療が難しい場合にも、ペムブロリズマブが保険で承認されています[5]。

❸ イピリムマブの対象

イピリムマブによる免疫療法は、MSI-High大腸がん患者さんで、フルオロウラシルとイリノテカンあるいはオキサリプラチンの抗がん剤併用治療後（へいよう）に悪化した場合の二次治療として、ニボルマブとイピリブマブの併用療法として保険で承認されています[2]。

なお、免疫療法は適応が拡大されること（対象となる病気が増えること）があります。最新の情報をご確認ください。

● ニボルマブ（オプジーボ®）

● ペムブロリズマブ（キイトルーダ®）

● イピリムマブ（ヤーボイ®）

■ 用語解説

▶ 高頻度マイクロサテライト不安定性（MSI-High）

ヒトのDNAにはマイクロサテライトと呼ばれる遺伝子配列が存在します。この部位の遺伝子は、複製される際にエラーが生じやすく、それらのエラーは通常であればミスマッチ修復タンパク質（MMR）などにより修復されています。しかし、MMRに異常があるとエラーが修復されず、生じた遺伝子の異常がそのまま残ってしまいます。この状態をマイクロサテライト不安定性（microsatellite instability：MSI）といい、その不安定性が高度であることをMSI-Highと呼びます。

▶ 高い腫瘍遺伝子変異量（TMB-High）

腫瘍遺伝子変異量（tumor mutation burden：TMB）は、正常細胞とがん細胞の遺伝子を比較することで調べた、がん細胞がもっている遺伝子変異の数です。変異のある遺伝子からは、正常とは異なるタンパク質が作られます。これらの変異タンパク質をもつがん細胞は、免疫細胞からの攻撃を受けやすくなります。そのため、TMBが多いがん細胞ほど免疫細胞から攻撃される可能性が高くなると考えられ、TMBが多いがんほど免疫チェックポイント阻害薬の治療効果がより期待されます。

▶ FoundationOne® CDxがんゲノムプロファイル（F1CDx）

がんに関連した複数の遺伝子変異を一度に調べる方法です。各々のがんにおいて、見つかった遺伝子変異によっては、対応する薬の情報がわかる場合があります。

▶ 固形がん

がんには白血病のようにがん細胞のかたまりを作らない血液がんと、かたまりを作って周りの組織に広がったり、別の臓器に転移したりする固形がんがあります。固形がんは周囲を線維芽細胞などに囲まれて硬くなり、免疫細胞が届きにくい場合があります。

その免疫療法の具体的な治療内容は どのようなものですか？

ニボルマブとペムブロリズマブはともに、それぞれの薬の用法・用量に則り、通常は外来において点滴で投与します。

解説

ニボルマブとペムブロリズマブは、抗PD-1抗体であり、大腸がんでは、高頻度マイクロサテライト不安定性（MSI-High）を有する場合に保険で承認されました。作用メカニズムについては、1章「2．がん免疫療法の作用メカニズム」（12ページ）を参照してください。

具体的な治療方法ですが、まず病院でMSI検査を行い、ご自身のがん組織がMSI-Highであることを確認する必要があります。適応があることがわかったら、下記のように2〜4週間間隔で30分かけて点滴投与します。

いつまで治療を続けるかについては、さまざまな要素を考慮する必要がありますので、担当医とよく相談してください。例えば、効果があった場合（腫瘍が縮小する、あるいは大きさが変わらない場合）は治療を継続しますが、腫瘍が完全に消失した場合は、時期をみて休薬したり中止することがあります。このように、免疫療法の効果は、長期間持続することがあるのがほかの抗がん剤とは決定的に異なるところです。

一方、明らかな効果がなく腫瘍が大きくなってしまった場合でも、免疫療法では少し遅れて効果が出ることがありますので、治療を継続する意義があります。ただし、病状の悪化により体の具合が悪くなった場合には、ほかの抗がん剤治療に移行したり、最善の対症療法を行ったりする必要がありますので、治療は中止します。また、重度の有害事象（副作用）が起こった場合には、投与を中止して有害事象（副作用）に対する治療を行いますが、この場合、治療を再開するかどうかは担当医などとよく相談する必要があります。

① ニボルマブの用法・用量（イピリムマブとの併用療法を含む）

　ニボルマブは**Q1**で述べたとおり、「抗がん剤治療の後に悪化した切除すること
ができない進行・再発の高頻度マイクロサテライト不安定性（MSI-High）を有す
る大腸がんの二次治療」として用いられています。その用法・用量は**表1**のとおり
で、患者さんの体調をみながら投与します。

表1　ニボルマブの用法・用量（イピリムマブとの併用療法を含む）

投与方法	投与量	投与スケジュール（回数・間隔・期間など）	備　考
点滴（30分以上）	1回240mgまたは480mg	240mgの場合：2週間ごと 480mgの場合：4週間ごと	※イピリムマブと併用する場合：ニボルマブ1回240mgを3週間ごとに4回投与。イピリムマブ1回1mg/kg（体重）を30分かけて3週間ごとに4回投与後、ニボルマブ1回240mgを2週間ごとまたは1回480mgを4週間ごとに投与。

② ペムブロリズマブの用法・用量

　ペムブロリズマブは**Q1**で述べたとおり、「高頻度のマイクロサテライト不安定
性（MSI-High）を有する大腸がんの一次治療」と「抗がん剤治療の後に悪化した
高い腫瘍遺伝子変異量（TMB-High）を有する進行・再発大腸がんの二次治療」
に対して用いられます。その用法・用量は**表2**のとおりで、患者さんの体調をみな
がら投与します。

表2　ペムブロリズマブの用法・用量

投与方法	投与量	投与スケジュール（回数・間隔・期間など）
点滴（30分以上）	1回200mgまたは400mg	200mgの場合：3週間ごと 400mgの場合：6週間ごと

免疫療法の治療成績は？

臨床試験の結果から、

● ニボルマブで二次治療を行った「高頻度マイクロサテライト不安定性（MSI-High）を有する大腸がん」の患者さんの3％で完全奏効、30％で部分奏効が認められました。

● ニボルマブとイピリムマブの併用療法で二次治療を行った「高頻度マイクロサテライト不安定性（MSI-High）を有する大腸がん」の患者さんでは、3％で完全奏効、51％で部分奏効が得られました。

● ペムブロリズマブで一次治療を行った「高頻度マイクロサテライト不安定性（MSI-High）を有する大腸がん」の患者さんの約10％で完全奏効、約40％で部分奏効がみられました。

● ペムブロリズマブによる二次治療を行った「高い腫瘍遺伝子変異量（TMB-High）を有するがん」患者さんの約30％で腫瘍が小さくなりました。ただし、この試験では多くのがん種が対象となりましたが、大腸がんは含まれていませんでした。

解説

❶ ニボルマブの治療成績

　ニボルマブは、「高頻度マイクロサテライト不安定性（MSI-High）を有する大腸がん」に高い治療効果が報告されています[1]。さらに、別の免疫チェックポイント阻害薬（イピリムマブ）と併用することでも、より高い治療効果が報告されています[2]。

　表3に示すとおり、ニボルマブで二次治療を行った「高頻度マイクロサテライト不安定性（MSI-High）を有する大腸がん」の患者さん74人中2人（3％）で完全奏効、22人（30％）で部分奏効が認められました[1]。また、ニボルマブとイピリムマブの併用療法で二次治療を行った患者さんでは、119人中4人（3％）で完全奏効、61人（51％）で部分奏効が得られました[2]。

表3 ニボルマブとイピリムマブの治療効果
（ミスマッチ修復遺伝子欠損大腸がんまたはMSI-High大腸がん）

治療効果	ニボルマブ単独 （74人）[1]	ニボルマブ+イピリムマブ併用 （119人）[2]
完全奏効	2人（3%）	4人（3%）
部分奏効	22人（30%）	61人（51%）
病状安定	25人（34%）	37人（31%）
悪 化	21人（28%）	14人（12%）
腫瘍制御	47人（64%）	102人（86%）
判定不能	4人（5%）	3人（3%）

❷ ペムブロリズマブの治療成績

　ペムブロリズマブの治療効果については、表4に示すとおり、2つの臨床試験の結果が報告されています。MSI-High大腸がんの患者さんで、完全奏効が約10%、部分奏効が約40%という治療効果が得られました[3] [4]。

　また、ペムブロリズマブによる二次治療を行ったTMB-Highを有するがん患者さんの、約30%で腫瘍が小さくなりました。ただし、この試験では多くのがん種が対象となりましたが、大腸がんは含まれていませんでした[5]。

表4 ミスマッチ修復遺伝子の状況別にみたペムブロリズマブの治療効果

治療効果	ミスマッチ修復遺伝子欠損 大腸がん（10人）[3]	ミスマッチ修復遺伝子欠損 大腸がん（40人）[4]	ミスマッチ修復機能保持 大腸がん（18人）[3]
完全奏効	0人	5人（12%）	0人
部分奏効	4人（40%）	16人（40%）	0人
病状安定	5人（50%）	12人（30%）	2人（11%）
悪 化	1人（10%）	4人（10%）	11人（61%）
腫瘍制御	9人（90%）	33人（82%）	2人（11%）
判定不能	0人	3人（8%）	5人（28%）

用語解説

▶ 完全奏効

すべての病変（がん）が、消失した状態。

▶ 部分奏効

病変（がん）の大きさの和が、30%以上減少した状態。

◆引用文献

1）Overman MJ, McDermott R, Leach JL, et al. Nivolumab in patients with metastatic DNA mismatch repair-deficient or microsatellite instability-high colorectal cancer (CheckMate 142): an open-label, multicentre, phase 2 study. Lancet Oncol. 2017; 18(9): 1182-1191.

2）Overman MJ, Lonardi S, Wong KYM, et al. Durable clinical benefit with nivolumab plus ipilimumab in DNA mismatch repair-deficient/microsatellite instability-high metastatic colorectal cancer. J Clin Oncol. 2018; 36(8): 773-779.

3）Le DT, Uram JN, Wang H, et al. PD-1 Blockade in tumors with mismatch-repair deficiency. N Engl J Med. 2015; 372(26): 2509-2520.

4）Le DT, Durham JN, Smith KN, et al. Mismatch repair deficiency predicts response of solid tumors to PD-1 blockade. Science. 2017; 357(6349): 409-413.

5）Marabelle A, Fakih M, Lopez J, et al. Association of tumour mutational burden with outcomes in patients with advanced solid tumours treated with pembrolizumab: prospective biomarker analysis of the multicohort, open-label, phase 2 KEYNOTE-158 study. Lancet Oncol. 2020; 21(10): 1353-1365.

5 肝がん

Q1 肝がんで免疫療法は標準治療となっていますか？

A

肝がんでは、下記の場合に免疫療法が標準治療となっています。

● **ペムブロリズマブ（商品名：キイトルーダ®）**

- 抗がん剤治療の後に悪化した進行・再発の高頻度マイクロサテライト不安定性（MSI-High）を有する肝がん（標準的な治療が難しい場合のみ）
- 抗がん剤治療の後に悪化した高い腫瘍遺伝子変異量（TMB-High）を有する進行・再発の肝がん（標準的な治療が難しい場合のみ）

● **アテゾリズマブ（商品名：テセントリク®）**

- ベバシズマブ（商品名：アバスチン®）との併用において、切除することができない肝細胞がん

解説

　肝がんは、肝臓を構成する細胞から発生した原発性肝がん（肝細胞がん、肝内胆管がん）と、ほかの臓器に発生したがんが肝臓に転移した転移性肝がんに分類されます。

❶ アテゾリズマブの対象

　切除することができない肝細胞がんでは、アテゾリズマブがベバシズマブとの併用において保険で承認されており、「肝癌診療ガイドライン」[1]で一次薬物治療に推奨されています。

❷ ペムブロリズマブの対象

　高頻度マイクロサテライト不安定性（MSI-High）または高い腫瘍遺伝子変異量（TMB-High）を有する固形がん（標準的な治療が難しい場合のみ）に対しては、

がんの種類を問わずにペムブロリズマブが使用できますが、肝細胞がんで高頻度マイクロサテライト不安定性（MSI-High）の患者さんは約３％と少なく、高い腫瘍遺伝子変異量（TMB-High）も一般的に少ない傾向がみられます。

　転移性肝がんについては、原発のがんに基づいて治療が選択されるため、それぞれの原発のがんの項目を参照してください。

■ 用語解説

▶ 高頻度マイクロサテライト不安定性（MSI-High）

ヒトのDNAにはマイクロサテライトと呼ばれる遺伝子配列が存在します。この部位の遺伝子は、複製される際にエラーが生じやすく、それらのエラーは通常であればミスマッチ修復タンパク質（MMR）などにより修復されています。しかし、MMRに異常があるとエラーが修復されず、生じた遺伝子の異常がそのまま残ってしまいます。この状態をマイクロサテライト不安定性（microsatellite instability：MSI）といい、その不安定性が高度であることをMSI-Highと呼びます。

▶ 高い腫瘍遺伝子変異量（TMB-High）

腫瘍遺伝子変異量（tumor mutation burden：TMB）は、正常細胞とがん細胞の遺伝子を比較することで調べた、がん細胞がもっている遺伝子変異の数です。変異のある遺伝子からは、正常とは異なるタンパク質が作られます。これらの変異タンパク質をもつがん細胞は、免疫細胞からの攻撃を受けやすくなります。そのため、TMBが多いがん細胞ほど免疫細胞から攻撃される可能性が高くなると考えられ、TMBが多いがんほど免疫チェックポイント阻害薬の治療効果がより期待されます。

▶ 固形がん

がんには白血病のようにがん細胞のかたまりを作らない血液がんと、かたまりを作って周りの組織に広がったり、別の臓器に転移したりする固形がんがあります。固形がんは周囲を線維芽細胞などに囲まれて硬くなり、免疫細胞が届きにくい場合があります。

その免疫療法の具体的な治療内容は
どのようなものですか？

A アテゾリズマブとペムブロリズマブはともに免疫チェックポイント阻害_{そがい}
薬_{やく}です。アテゾリズマブと併用するベバシズマブは分子標的治療薬_{ぶんしひょうてきちりょうやく}です。
いずれも、それぞれの薬の用法・用量に則り、主に外来にて点滴で投与し
ます。

 解説

アテゾリズマブは、がんのPD-L1抗体_{ワン}に結合する抗PD-L1抗体で、ペムブロリズ
マブはT細胞のPD-1に結合する抗PD-1抗体です。どちらも免疫チェックポイン
トを阻害することにより、がんに対する免疫応答の抑制を解除します。アテゾリズ_{めんえきおうとう よくせい}
マブと併用するベバシズマブはがんの血管新生を促進する血管内皮増殖因子_{けっかんしんせい けっかんないひ ぞうしょくいんし}
（VEGF）を標的とした薬で、免疫抑制を解除する働きがあります。

❶ アテゾリズマブの用法・用量

アテゾリズマブは**Q1**で述べたとおり、「ベバシズマブと併用において、切除す
ることができない肝細胞がんの一次治療」として用いられます。その用法・用量は
表1のとおりで、患者さんの体調をみながら投与します。

表1 アテゾリズマブの用法・用量

投与方法	投与量	投与スケジュール （回数・間隔・期間など）
点滴（60分以上）	1回1200mg	3週間ごと

❷ ペムブロリズマブの用法・用量

ペムブロリズマブは**Q1**で述べたとおり、抗がん剤治療後に悪化した「高頻度マ
イクロサテライト不安定性（MSI-High）」または「高い腫瘍遺伝子変異量（TMB-
High）」を有する進行・再発の肝がん（標準的な治療が難しい場合のみ）に用いら

れます。その用法・用量は**表2**のとおりで、患者さんの体調をみながら投与します。

表2　ペムブロリズマブの用法・用量

投与方法	投与量	投与スケジュール （回数・間隔・期間など）
点滴（30分以上）	1回200mgまたは400mg	200mgの場合：3週間ごと 400mgの場合：6週間ごと

免疫療法の治療成績は？

A 　臨床試験の結果から、切除することができない肝細胞がんに対するアテゾリズマブとベバシズマブを併用する免疫療法は、分子標的治療薬であるソラフェニブ（商品名：ネクサバール®）を用いた標準治療と比較して、無増悪生存期間が延長すること、治療開始後12カ月の時点における生存率が改善することが認められました。

5

肝がん

解 説

❶ アテゾリズマブの治療成績

　切除することができない肝細胞がんに対する臨床試験[2]の結果によると、アテゾリズマブとベバシズマブを併用した免疫療法の無増悪生存期間の中央値は6.8カ月、分子標的治療薬のソラフェニブを用いた標準治療の無増悪生存期間の中央値は4.3カ月で、アテゾリズマブとベバシズマブの併用療法により2.5カ月の延長が認められました。12カ月**全生存率**は、アテゾリズマブとベバシズマブの併用療法では67.2％で、ソラフェニブを用いた治療の54.6％と比較して12.6％改善しています（表3）。病勢進行または死亡リスクにおいてもアテゾリズマブとベバシズマブの併用療法では、ソラフェニブを用いた治療と比較して41％低下しており、2020年9月に保険で承認されています。

表3　アテゾリズマブ＋ベバシズマブの治療成績（IMbrave150試験）

	無増悪生存期間中央値	12カ月全生存率
アテゾリズマブ＋ベバシズマブ	6.8カ月	67.2％
ソラフェニブ	4.3カ月	54.6％

❷ ペムブロリズマブの治療成績

　現時点での論文報告によると、ペムブロリズマブ単独での臨床試験[3]における奏効割合は17％、がんの進行が抑えられた割合（**完全奏効＋部分奏効＋安定**）は62％であり、この結果をもとにアメリカで迅速承認されましたが、その後の**第Ⅲ相試験**[4]ではエンドポイントである**全生存期間**の改善は認められませんでした。

❸ 臨床試験中の治療薬

　最近、抗PD-L1抗体としてデュルバルマブ（商品名：イミフィンジ®）と抗CTLA-4抗体としてトレメリムマブ（イジュド®）を併用した臨床試験[5]が行われており、ソラフェニブを用いた標準治療と比較して、全生存期間の中央値が2.7カ月延長することが認められており、保険で承認されるように申請が進められています。

> 2022年4月1日以降、「切除することができない肝細胞がん」に対してデュルバルマブ（イミフィンジ®）、および、デュルバルマブとトレメリムマブ（イジュド®）の併用療法が保険で承認されました。このように、肝がんでは免疫療法の適応が拡大されることがあります。最新の情報をご確認ください。
>
> ● ペムブロリズマブ（キイトルーダ®）　　● アテゾリズマブ（テセントリク®）
>
> 　　
>
> ● デュルバルマブ（イミフィンジ®）　　● トレメリムマブ（イジュド®）
>
>

用語解説

▶ **無増悪生存期間**（むぞうあくせいぞんきかん）

治療中や治療後にがんが進行しないで安定した状態である期間をいいます。進行がんの患者さんに対する治療を評価する際に使われます。

▶ **全生存率**

治療を受けた患者さんのうち、治療から一定期間が経過した後に、生存している人の割合。5年後に生存している人の割合がよく用いられ、5年生存率と呼ばれます。

▶ **奏効割合**

完全奏効〔すべての病変（がん）が、消失した状態〕の患者さんの割合と部分奏効〔病変（がん）の大きさの和が、30%以上減少した状態〕の患者さんの割合を足したもの。

▶ **完全奏効**

すべての病変（がん）が、消失した状態。

▶ **部分奏効**

病変（がん）の大きさの和が、30%以上減少した状態。

▶ **第Ⅲ相試験**（だいさんそうしけん）

臨床試験は3段階に分かれ、少人数で主に安全性を確かめる第Ⅰ相試験、中人数で主に効果を調べる第Ⅱ相試験（だいにそう）、大人数で効果を最終的に結論づける第Ⅲ相試験に分かれます。第Ⅲ相試験は、第Ⅱ相試験の結果に基づく用法、用量で薬物などを投与し、その薬のより詳細な情報を集め、実際の治療に近い形での有効性、安全性などを確認します。（だいいっそう）

▶ **全生存期間**

臨床試験において、治療が開始された日、または治療法が決まった日から患者さんが生存した期間。

◆引用文献

1）日本肝臓学会．肝癌診療ガイドライン 2021年版．第5版，金原出版，2021.
2）Finn RS, Qin S, Ikeda M, et al. Atezolizumab plus bevacizumab in unresectable hepatocellular carcinoma. N Engl J Med. 2020; 382(20): 1894-1905.
3）Zhu AX, Finn RS, Edeline J, et al. Pembrolizumab in patients with advanced hepatocellular carcinoma previously treated with sorafenib (KEYNOTE-224): a non-randomised, open-label phase 2 trial. Lancet Oncol. 2018; 19(7): 940-952.
4）Finn RS, Ryoo BY, Merle P, et al. Pembrolizumab as second-line therapy in patients with advanced hepatocellular carcinoma in KEYNOTE-240: a randomized, double-blind, phase III trial. J Clin Oncol. 2020; 38(3): 193-202.
5）Abou-Alfa GK, Lau G, Kudo M, et al. Tremelimumab plus durvalumab in unresectable hepatocellular carcinoma, NEJM Evid. 2022; 1(8).

胆道がん・膵がん

胆道がん・膵がんで免疫療法は標準治療となっていますか？

A

胆道がんや膵がんでは、免疫療法は標準治療となっていません。

ただし、下記の場合に免疫療法が行われます。

● ペムブロリズマブ（商品名：キイトルーダ®）の対象

・抗がん剤治療の後に悪化した進行・再発の高頻度マイクロサテライト不安定性（MSI-High）を有する胆道がんや膵がん（標準的な治療が難しい場合のみ）

・抗がん剤治療の後に悪化した高い腫瘍遺伝子変異量（TMB-High）を有する進行・再発の胆道がんや膵がん（標準的な治療が難しい場合のみ）

● デュルバルマブ（商品名：イミフィンジ®）の対象

・切除することができない胆道がん

解 説

❶ ペムブロリズマブの対象

　胆道がんや膵がんに対して、これまで有効性が証明された免疫療法はありませんでした。しかし、2018年12月に、がんの種類を問わずに、「抗がん剤治療の後に悪化した進行・再発の高頻度マイクロサテライト不安定性（MSI-High）を有する固形がん（標準的な治療が難しい場合のみ）」に対して、免疫チェックポイント阻害薬であるペムブロリズマブが保険で承認されました。

　胆道がん、膵がんの標準治療は、手術と抗がん剤治療です。標準治療を行うことが難しく、抗がん剤治療の後に悪化した進行・再発の胆道がんや膵がんにおいて、高頻度マイクロサテライト不安定性（MSI-High）と判定された場合は、ペムブロリズマブを用いた免疫療法を受けることができます。ただし、胆道がん、膵がんにおいて、高頻度マイクロサテライト不安定性（MSI-High）と判定される頻度は数%

といわれており[1]、適応となる患者さんは限られます。

　なお、高い遺伝子変異量（TMB-High）を有する進行・再発の胆道がんや膵がんでは、PD-L1などの免疫チェックポイント阻害薬が使用できるようになりました。

❷ デュルバルマブの対象

　膵がんや胆道がんは、一次治療である標準的抗がん剤治療が奏効しない場合には免疫チェックポイント阻害薬が適応になります。

> なお、免疫療法は適応が拡大されること（対象となる病気が増えること）があります。最新の情報をご確認ください。
>
> ● ペムブロリズマブ（キイトルーダ®）　　● デュルバルマブ（イミフィンジ®）
>
> 　　

📖 用語解説

▶ **高頻度マイクロサテライト不安定性（MSI-High）**

ヒトのDNAにはマイクロサテライトと呼ばれる遺伝子配列が存在します。この部位の遺伝子は、複製される際にエラーが生じやすく、それらのエラーは通常であればミスマッチ修復タンパク質（MMR）などにより修復されています。しかし、MMRに異常があるとエラーが修復されず、生じた遺伝子の異常がそのまま残ってしまいます。この状態をマイクロサテライト不安定性（microsatellite instability：MSI）といい、その不安定性が高度であることをMSI-Highと呼びます。

▶ **高い腫瘍遺伝子変異量（TMB-High）**

腫瘍遺伝子変異量（tumor mutation burden：TMB）は、正常細胞とがん細胞の遺伝子を比較することで調べた、がん細胞がもっている遺伝子変異の数です。変異のある遺伝子からは、正常とは異なるタンパク質が作られます。これらの変異タンパク質をもつがん細胞は、免疫細胞からの攻撃を受けやすくなります。そのため、TMBが多いがん細胞ほど免疫細胞から攻撃される可能性が高くなると考えられ、TMBが多いがんほど免疫チェックポイント阻害薬の治療効果がより期待されます。

▶ **固形がん**

がんには白血病のようにがん細胞のかたまりを作らない血液がんと、かたまりを作って周りの組織に広がったり、別の臓器に転移したりする固形がんがあります。固形がんは周囲を線維芽細胞などに囲まれて硬くなり、免疫細胞が届きにくい場合があります。

**その免疫療法の具体的な治療内容は
どのようなものですか？**

　ペムブロリズマブ、デュルバルマブの用法・用量に則り、通常は外来に
おいて点滴で投与します。

解　説

❶ ペムブロリズマブの用法・用量

　ペムブロリズマブは**Q1**で述べたとおり、「抗がん剤治療の後に悪化した進行・
再発の高頻度マイクロサテライト不安定性（MSI-High）を有する胆道がんや膵が
ん（標準的な治療が難しい場合のみ）」と「抗がん剤治療後に悪化した高い腫瘍遺
伝子変異量（TMB-High）を有する進行・再発の胆道がんや膵がん（標準的な治
療が難しい場合のみ）に用いられます。その用法・用量は**表1**のとおりで、患者さ
んの体調をみながら投与します。

表1　ペムブロリズマブの用法・用量

投与方法	投与量	投与スケジュール （回数・間隔・期間など）
点滴（30分以上）	1回200mgまたは400mg	200mgの場合：3週間ごと 400mgの場合：6週間ごと

❷ デュルバルマブの用法・用量

　デュルバルマブは**Q1**で述べたとおり、「切除することができない胆道がん」に
用いられます。その用法・用量は**表2**のとおりで、患者さんの体調をみながら投与
します。

表2　デュルバルマブの用法・用量

投与方法	投与量	投与スケジュール （回数・間隔・期間など）	備　考
点滴（60分以上）	1回1500mg	3週間ごとに繰り返し投与後、4週間ごとに投与	※ゲムシタビンおよびシスプラチンと併用

Q3 免疫療法の治療成績は？

これまで、少ない患者さんに対して行われたいくつかの臨床試験の結果が公表されているにすぎず、結論的なことはまだいえません。

解 説

胆道がん・膵がんに対する免疫療法で、その有用性を検証する臨床研究の治療成績は、まだ論文で公表されていません。胆道がんに対する免疫チェックポイント阻害薬の臨床試験と、膵がんに対するがんワクチンの臨床試験が行われており、結果の公表が待たれます。

胆道がんや膵がんに対する免疫チェックポイント阻害薬については、少ない患者さんに対して行われたいくつかの臨床試験の結果が公表されているにすぎませんでしたが（表3）[1]、第Ⅲ相TOPAZ-1試験により、デュルバルマブと化学療法の併用療法が進行胆道がんで承認されました。結論的なことはまだいえませんが、これまでの結果から高頻度マイクロサテライト不安定性（MSI-High）を有する場合を除いて（Q1：86ページ参照）、免疫チェックポイント阻害薬単独での治療では効果を発揮するには十分ではないと考えられています。そこで、さまざまな免疫チェックポイント阻害薬を組み合わせて、あるいは、抗がん剤や分子標的治療薬、放射線治療などと併用して治療することで、免疫チェックポイント阻害薬療法の弱点を克服し、効果を増強する治療法がないか探索するための臨床試験が進められています。

なお、高い腫瘍遺伝子変異量（TMB-High）を有する進行・再発の胆道がんや膵がんでは、PD-L1などの免疫チェックポイント阻害薬が使用できるようになりました。

表3 高頻度マイクロサテライト不安定性（MSI-High）を有する胆道がん・膵がんに対するペムブロリズマブの効果

	MSI-High胆道がん（4人）	MSI-High膵がん（8人）
完全奏効	1人（25%）	2人（25%）
部分奏効	0人	3人（37%）
安 定	3人（75%）	1人（12%）
悪 化	0人	0人
判定不能	0人	2人（25%）

📖 用語解説

▶ 完全奏効

　すべての病変（がん）が、消失した状態。

▶ 部分奏効

　病変（がん）の大きさの和が、30%以上減少した状態。

◆引用文献

1） Le DT, Durham JN, Smith KN, et al. Mismatch repair deficiency predicts response of solid tumors to PD-1 blockade. Science. 2017; 357(6349): 409-413.

7 肺がん

 肺がんで免疫療法は標準治療となっていますか？

A

肺がんでは、下記の場合に免疫療法が標準治療となっています。

● **ニボルマブ（商品名：オプジーボ®）の対象**

・切除することができない進行・再発の非小細胞肺がん

● **ペムブロリズマブ（商品名：キイトルーダ®）の対象**

・切除することができない進行・再発の非小細胞肺がん

・抗がん剤治療の後に悪化した進行・再発の高頻度マイクロサテライト不安定性（MSI-High）を有する肺がん（標準的な治療が難しい場合のみ）

・抗がん剤治療の後に悪化した高い腫瘍遺伝子変異量（TMB-High）を有する進行・再発の肺がん（標準的な治療が難しい場合のみ）

● **アテゾリズマブ（商品名：テセントリク®）の対象**

・切除することができない進行・再発の非小細胞肺がん

・進展型の小細胞肺がん

・PD-L1が陽性の非小細胞肺がんにおける術後補助療法

● **デュルバルマブ（商品名：イミフィンジ®）の対象**

・切除することができない局所進行の非小細胞肺がんにおける根治的化学放射線療法後の維持療法

・進展型の小細胞肺がん

・切除することができない進行・再発の非小細胞肺がん

● **イピリムマブ（商品名：ヤーボイ®）の対象**

・切除することができない進行・再発の非小細胞肺がん

● **トレメリムマブ（商品名：イジュド®）の対象**

・切除することができない進行・再発の非小細胞肺がん

解 説

　肺がんで免疫療法は、手術、放射線治療、抗がん剤治療、分子標的治療薬に加え、標準治療の一つとして認められています。ほかのがんと比べ、多くのケースで免疫療法が標準的に適応されます。

　しかし、肺がんの治療方針を決定するためには、がんの進行度、がん細胞の種類や特定の遺伝子の異常、患者さんの年齢や体力など、多くの項目を検討する必要があります。なかには、現時点では免疫療法が初期治療としては認められていない場合や、別の治療法のほうが高い治療効果を望める場合があります。

　まず、肺がんは細胞の種類により「小細胞肺がん」と「非小細胞肺がん」の２種類に大きく分けられ、下記に示すとおり、この２つの治療方針は大きく異なります。

❶ 非小細胞肺がんの治療

　肺がんの患者さんの約８割を占める非小細胞肺がんのお話をします。 非小細胞肺がんの治療方針を決めるには、がんのステージ（がんがどの程度進行しているか）が重要です。

　ステージⅠ〜ⅢAの患者さんの標準治療は、手術です。さらにステージに応じて術後の再発を抑制する目的で、手術後に一定期間の抗がん剤治療を行うことが標準的です。2022年５月には腫瘍細胞のPD-L１発現率１％以上のステージⅡ〜ⅢAの患者さんに対する術後の免疫療法が可能となっています。また、免疫療法と抗がん剤の併用療法を行った後に手術を行う治療法も標準治療に加わる可能性があります。

　ステージⅢB、ⅢCの患者さんは、放射線治療と一定期間の抗がん剤治療を行った後、免疫療法を行うことが標準治療となっています。

　ステージⅣの患者さんでは、２つの検査が重要となります。１つは、**ドライバー遺伝子**の変異や転座という、がんの増殖の鍵となる数種類の遺伝子異常の有無を調べる検査です。ドライバー遺伝子異常の代表的なものとして、EGFR遺伝子変異やALK遺伝子転座というものがあります。もう１つは、PD-L１というタンパク質を細胞の表面にもつがん細胞がどの程度存在するかを調べる検査です。PD-L１というタンパク質は、いわゆる免疫チェックポイントと呼ばれるものの一つです。この２つの検査結果により、ステージⅣの患者さんの治療は以下の３通りに大別されます。

① ドライバー遺伝子異常がある場合

これらの遺伝子異常により、がん細胞は異常なタンパク質を産生し、がん細胞の増殖につながりますが、この異常なタンパク質を標的とした分子標的治療薬という薬の開発が進んでおり、高い治療効果を示します。これまでの臨床試験の結果から、ドライバー遺伝子異常のある肺がんの患者さんでは免疫療法の効果が限られており、まずは分子標的治療薬や抗がん剤治療を行うことが一般的です。しかし、研究対象となった患者さんが少数であり、特に抗がん剤治療と免疫療法を併用した場合の治療効果については、今後さらに研究が必要と考えられます。

② ドライバー遺伝子異常なし、PD-L１陽性がん細胞の割合が50％以上の場合

この場合には、最初から免疫療法を行うことが標準治療です。さらに抗がん剤治療を併用する治療法も標準治療として認められています。免疫療法を行った後に病状が進行する場合には、抗がん剤治療を行うことが一般的です。

③ ドライバー遺伝子異常なし、PD-L１陽性がん細胞の割合が50％未満、もしくは不明の場合

上記①、②に該当しない患者さんは、抗がん剤治療に免疫療法を併用する、または免疫療法どうしを併用したり、さらに抗がん剤治療を併用したりすることが標準的です。ただし高齢の方や体力が低下していると判断される患者さんに対しては、免疫療法もしくは抗がん剤治療のいずれかで治療する場合もあります。このいずれかを最初の治療として行ったにもかかわらず病状が進行してしまった場合、薬を変更します。この際に、最初の治療で免疫療法が行われていない患者さんでは、次の治療として免疫療法が選択肢の一つとなります。

❷ 小細胞肺がんの治療

次に小細胞肺がんのお話に移ります。小細胞肺がんの治療は、病気が治癒を望める範囲にとどまっている「限局型」か、それ以上の範囲に広がっている「進展型」かによって異なります。限局型の早い段階では手術が行われることもありますが、多くの場合は抗がん剤治療と放射線治療が標準治療として行われます。進展型では抗がん剤治療に免疫療法の併用治療が標準治療となっています。

なお、免疫療法は適応が拡大されること（対象となる病気が増えること）があります。最新の情報をご確認ください。

● アテゾリズマブ（テセントリク®）

● ニボルマブ（オプジーボ®）

● デュルバルマブ（イミフィンジ®）

● トレメリムマブ（イジュド®）

📖用語解説

▶ 高頻度マイクロサテライト不安定性（MSI-High）

ヒトのDNAにはマイクロサテライトと呼ばれる遺伝子配列が存在します。この部位の遺伝子は、複製される際にエラーが生じやすく、それらのエラーは通常であればミスマッチ修復タンパク質（MMR）などにより修復されています。しかし、MMRに異常があるとエラーが修復されず、生じた遺伝子の異常がそのまま残ってしまいます。この状態をマイクロサテライト不安定性（microsatellite instability：MSI）といい、その不安定性が高度であることをMSI-Highと呼びます。

▶ 高い腫瘍遺伝子変異量（TMB-High）

腫瘍遺伝子変異量（tumor mutation burden：TMB）は、正常細胞とがん細胞の遺伝子を比較することで調べた、がん細胞がもっている遺伝子変異の数です。変異のある遺伝子からは、正常とは異なるタンパク質が作られます。これらの変異タンパク質をもつがん細胞は、免疫細胞からの攻撃を受けやすくなります。そのため、TMBが多いがん細胞ほど免疫細胞から攻撃される可能性が高くなると考えられ、TMBが多いがんほど免疫チェックポイント阻害薬の治療効果がより期待されます。

▶ ドライバー遺伝子

がんの発生や進展に直接関与する遺伝子のこと。

その免疫療法の具体的な治療内容は
どのようなものですか？

　ニボルマブ、ペムブロリズマブ、アテゾリズマブ、デュルバルマブ、イ
ピリムマブ、トレメリムマブはいずれも、それぞれの薬の用法・用量に則
り、通常は外来において点滴で投与します。

解説

　免疫チェックポイント阻害薬（そがいやく）だけで治療を行う場合や、抗がん剤治療と組み合わ
せて行う場合、免疫チェックポイント阻害薬どうしを組み合わせたり、そこへさら
に抗がん剤治療を組み合わせたりする場合など、さまざまな治療法があります。が
んの種類やステージをはじめ、患者さんごとの状態によって選択できる治療法が変
わってきます。

　2022年12月の時点で、肺がんに対して標準治療となっている免疫療法は、免
疫チェックポイント阻害薬です。肺がんに対して用いることができる免疫チェック
ポイント阻害薬は、抗PD-1抗体、抗PD-L1抗体、さらに抗CTLA-4抗体という
薬です。抗PD-1抗体としてニボルマブ、ペムブロリズマブ、抗PD-L1抗体とし
てアテゾリズマブ、デュルバルマブ、抗CTLA-4抗体としてイピリムマブ、トレ
メリムマブの6つの薬があります。それぞれの薬で、使用できる患者さんの病態が
異なります。

❶ 非小細胞肺がん（ひしょうさいぼうはい）の治療

　まず、ステージⅢの非小細胞肺がんの中で、がんが進行しており手術ができない
場合に、放射線治療（ほうしゃせんちりょう）と抗がん剤治療の併用療法（へいようりょうほう）の後、維持療法（いじりょうほう）としてデュルバ
ルマブが投与されます。最長で1年間の投与を続けます。

　ステージⅣの非小細胞肺がんではニボルマブ、ペムブロリズマブ、アテゾリズマ
ブ、イピリムマブ、デュルバルマブ、トレメリムマブの6剤が使用できます。また、
非小細胞肺がんはその病理組織（びょうりそしき）のタイプで「扁平上皮がん（へんぺいじょうひ）」と「非扁平上皮がん（ひへんぺいじょうひ）」
に分けられ、それによって認められている薬が異なるため複雑です。

① ドライバー遺伝子異常がある場合

　この場合はQ1で述べたように、分子標的治療薬(ぶん し ひょうてき ち りょうやく)が効かなくなったときに免疫チェックポイント阻害薬による治療が考慮されます。

② ドライバー遺伝子異常なし、PD-L1陽性がん細胞の割合が50%以上の場合

　この場合の免疫療法を表1にまとめました。このように、ペムブロリズマブ単独の治療か、抗がん剤治療とペムブロリズマブの併用療法(へいようりょうほう)が選択される場合が多いです。抗がん剤とアテゾリズマブの併用療法やアテゾリマブ単独療法（非扁平上皮がんの場合）、ニボルマブとイピリムマブの併用療法、さらに抗がん剤治療を併用した治療、デュルバルマブとトレメリムマブに抗がん剤治療を併用した治療も選択肢の一つです。②の患者さんは抗PD-1抗体、抗PD-L1抗体の効果が比較的期待できるため、有害事象（副作用）とのバランスを考慮することが大切です。

表1　PD-L1陽性がん細胞が50%以上のときの薬物療法

扁平上皮がんの場合	非扁平上皮がんの場合
ペムブロリズマブ 抗がん剤治療＋ペムブロリズマブ	ペムブロリズマブ 抗がん剤治療＋ペムブロリズマブ 抗がん剤治療＋アテゾリズマブ アテゾリズマブ
ニボルマブ＋イピリムマブ 抗がん剤治療＋ニボルマブ＋イピリムマブ 抗がん剤治療＋デュルバルマブ＋トレメリムマブ	ニボルマブ＋イピリムマブ 抗がん剤治療＋ニボルマブ＋イピリムマブ 抗がん剤治療＋デュルバルマブ＋トレメリムマブ

③ ドライバー遺伝子異常なし、PD-L1陽性がん細胞の割合が50%未満、もしくは不明の場合

　この場合の免疫療法を表2にまとめました。このように、抗がん剤治療とペムブロリズマブの併用療法、ニボルマブとイピリムマブの併用療法、さらに抗がん剤を併用した治療法、デュルバルマブとトレメリムマブに抗がん剤治療を併用した治療法、抗がん剤とアテゾリズマブの併用療法（非扁平上皮がんの場合）、ペムブロリズマブ単独の治療（PD-L1陽性がん細胞の割合が1%以上の場合）、アテゾリズマブ単独の治療（非扁平上皮がんでPD-L1陽性の場合）、もしくは抗がん剤治療単独、と選択肢がたくさん存在します。②の患者さんに比較して免疫療法の効果が限定的であり、有害事象（副作用）を抑えながらいかにその治療効果を高めるかに重点がおかれます。

表2 PD-L1陽性がん細胞が50％未満のときの薬物療法

扁平上皮がんの場合	非扁平上皮がんの場合
抗がん剤治療＋ペムブロリズマブ ニボルマブ＋イピリムマブ 抗がん剤治療＋ニボルマブ＋イピリムマブ 抗がん剤治療＋デュルバルマブ＋トレメリムマブ ペムブロリズマブ（PD-L1陽性がん細胞≧1％） 抗がん剤治療	抗がん剤治療＋ペムブロリズマブ ニボルマブ＋イピリムマブ 抗がん剤治療＋ニボルマブ＋イピリムマブ 抗がん剤治療＋デュルバルマブ＋トレメリムマブ 抗がん剤治療＋アテゾリズマブ ペムブロリズマブ（PD-L1陽性がん細胞≧1％） アテゾリズマブ（PD-L1陽性） 抗がん剤治療

④ **周術期治療**

　PD-L1陽性の場合、再発を予防する目的の術後補助療法として、アテゾリズマブによる治療が行われる場合があります。

2 小細胞肺がんの治療

　進展型の小細胞肺がんについては、抗がん剤治療にアテゾリズマブまたはデュルバルマブを併用します。

3 肺がんで用いる免疫チェックポイント阻害薬の用法・用量

　それぞれの薬の用法・用量は表3のとおりで、患者さんの体調をみながら投与します。

表3 肺がんで用いる免疫チェックポイント阻害薬の用法・用量

投与方法	投与量	投与スケジュール（回数・間隔・期間など）	備考
ニボルマブ			
点滴（30分以上）	1回240mgまたは480mg	240mgの場合：2週間ごと 480mgの場合：4週間ごと	※ほかの抗がん剤と併用する場合：1回240mgを2週間ごと、または1回360mgを3週間ごとに投与。
ペムブロリズマブ			
点滴（30分以上）	1回200mgまたは400mg	200mgの場合：3週間ごと 400mgの場合：6週間ごと	

アテゾリズマブ			
点滴（60分以上）	「切除することができない進行・再発の非小細胞肺がん」の場合		
	1回1200mg	3週間ごと	※抗がん剤未治療の扁平上皮がんを除く。ほかの抗がん剤治療と併用。
	「進展型の小細胞肺がん」の場合		
	1回1200mg	3週間ごと	※カルボプラチンおよびエトポシドと併用。
	「PD-L1が陽性の非小細胞肺がんにおける術後補助療法」の場合		
	1回1200mg	3週間ごと	最長12カ月
デュルバルマブ			
点滴（60分以上）	「切除することができない局所進行の非小細胞肺がんにおける根治的化学放射線療法後の維持療法」の場合		
	1回10mg/kg体重	2週間ごと（最長12カ月）	
	「進展型の小細胞肺がん」の場合		
	1回1500mg	3週間ごとに4回、その後4週間ごと	※プラチナ系抗がん剤およびエトポシドと併用。
	「切除することができない進行・再発の非小細胞肺がん」の場合		
	1回1500mg	3週間ごとに4回、その後4週間ごと	※トレメリムマブおよびプラチナ製剤を含むほかの抗がん剤と併用。
イピリムマブ			
点滴（30分以上）	1回1mg/kg	6週間ごと	※ニボルマブを含む抗がん剤と併用。
トレメリムマブ			
点滴（60分以上）	1回75mg	3週間ごとに4回	※デュルバルマブおよびプラチナ系抗がん剤を含むほかの抗がん剤と併用。

Q3 免疫療法の治療成績は？

A 　臨 床 試験の結果から、抗がん剤による治療と比較して、免疫療法を治
療法に加えることで治療成績は改善することがわかりました。しかし、多
くの患者さんではいずれ肺がんの進行を抑えることができなくなってしま
います。また間質性肺疾患をはじめ、有害事 象 （副作用）には十分な注
意が必要です。

解 説

　Q2で述べたそれぞれの治療内容について、それまでの標準治療と治療効果を比
較した研究（臨 床 試験）が行われ、過去の治療法より効果的であったため、現在
の標準治療として認められています。肺がんではたくさんの臨床試験が行われおり、
誌面の都合上すべてを述べることはできません。いずれの治療法もこれまでの治療
法（多くは抗がん剤治療）と比較してがんの進行を抑え、生存期間を延ばす効果が
科学的に証明されています。

❶ ステージⅣの非 小 細胞肺がんの治療成績

　特にステージⅣの非小細胞肺がん患者さんに対しては、Q2で述べたようにたく
さんの治療法がありますが、これらのもととなった臨床試験は、対象となる患者さ
んに扁平 上 皮がんを含むかどうか、ドライバー遺伝子異 常 の患者さんを含むかど
うか、PD-L１陽性がん細胞の割合による解析の仕方、などがそれぞれの試験で異
なるため、横並びに比較することはできません。

　ドライバー遺伝子異常がなく、PD-L１陽性がん細胞の割合が50％以上の患者
さんでは、ペムブロリズマブ単独による治療法でも比較的効果が期待できます[1]。
PD-L１陽性がん細胞の割合が50％未満の患者さんを含めると、ペムブロリズマ
ブやアテゾリズマブに抗がん剤を併用したり[2]~[4]、ニボルマブとイピリムマブの併
用[5]やさらに抗がん剤を併用[6]したりすることで、より効果が期待できます。デュ
ルバルマブとトレメリムマブに抗がん剤を併用する治療法もその有効性が報告さ

れ[7]保険で承認されました。しかし有害事象（副作用）の観点から、ペムブロリズマブ単独の治療（PD-L1陽性がん細胞の割合が1％以上の場合)[8]、アテゾリズマブ単独の治療（非扁平上皮がんでPD-L1陽性の場合)[9]が選択されることがあります。

❷ 肺がんの免疫療法による有害事象（副作用）

　治療成績、特に治療効果について述べてきましたが、有害事象（副作用）には十分な注意が必要です。さまざまな有害事象（副作用）の中でも、肺がんに対して免疫療法を行う場合は特に間質性肺疾患に注意しなければなりません。

　また、発症頻度が多いものとして内分泌学的な有害事象（副作用）があります。各種の内分泌ホルモンの異常が引き起こされて発症するものですが、早期診断が難しいため注意が必要です。普段と様子が違う場合には、なるべく早く担当医に相談することが大切です。1章「3．がん免疫療法の有害事象（副作用）」（17ページ）もご参照ください。

❸ 肺がんの免疫療法の注意点

　最後に、実際に治療方針を決定する際には、患者さんの病状や体力、年齢、さらには生活背景などを多角的に考慮する必要があります。このため、これまで述べたような状況においても、必ずしも免疫療法が適応とならない場合もありますのでご注意ください。

7

肺がん

♦引用文献

1) Reck M, Rodríguez-Abreu D, Robinson AG, et al. Five-year outcomes with pembrolizumab versus chemotherapy for metastatic non-small-cell lung cancer with PD-L1 tumor proportion score ≥ 50. J Clin Oncol. 2021; 39(21): 2339-2349.

2) Gandhi L, Rodríguez-Abreu D, Gadgeel S, et al. Pembrolizumab plus chemotherapy in metastatic non-small-cell lung cancer. N Engl J Med. 2018; 378(22): 2078-2092.

3) Paz-Ares L, Luft A, Vicente D, et al. Pembrolizumab plus chemotherapy for squamous non-small-cell lung cancer. N Engl J Med. 2018; 379(21): 2040-2051.

4) Socinski MA, Jotte RM, Cappuzzo F, et al. Atezolizumab for first-line treatment of metastatic nonsquamous NSCLC. N Engl J Med. 2018; 378(24): 2288-2301.

5) Hellmann MD, Paz-Ares L, Bernabe Caro R, et al. Nivolumab plus ipilimumab in advanced non-small-cell lung cancer. N Engl J Med. 2019; 381(21): 2020-2031.

6) Paz-Ares L, Ciuleanu TE, Cobo M, et al. First-line nivolumab plus ipilimumab combined with two cycles of chemotherapy in patients with non-small-cell lung cancer (CheckMate 9LA): an international, randomised, open-label, phase 3 trial. Lancet Oncol. 2021; 22(2): 198-211.

7) Johnson ML, Cho BC, Luft A, et al. Durvalumab with or without tremelimumab in combination with chemotherapy as first-line therapy for metastatic non-small-cell lung cancer: The Phase III POSEIDON study. J Clin Oncol. 2023; 41(6): 1213-1227.

8) Mok TSK, Wu YL, Kudaba I, et al. Pembrolizumab versus chemotherapy for previously untreated, PD-L1-expressing, locally advanced or metastatic non-small-cell lung cancer (KEYNOTE-042): a randomised, open-label, controlled, phase 3 trial. Lancet. 2019; 393(10183): 1819-1830.

9) Herbst RS, Giaccone G, de Marinis F, et al. Atezolizumab for first-line treatment of PD-L1-selected patients with NSCLC. N Engl J Med. 2020; 383(14): 1328-1339.

8 乳がん

 Q1 乳がんで免疫療法は標準治療となっていますか？

A 乳がんのうち、すべてのタイプでは免疫療法が標準治療となっていませんが、下記の場合に免疫療法が行われます。

● **ペムブロリズマブ（商品名：キイトルーダ®）の対象**

- 抗がん剤治療の後に悪化した進行・再発の高頻度マイクロサテライト不安定性（MSI-High）を有する乳がん（標準的な治療が難しい場合のみ）
- PD-L1陽性のホルモン受容体陰性かつHER2陰性で手術ができない、または再発の乳がん
- ホルモン受容体陰性かつHER2陰性で再発リスクの高い早期の乳がん
- 抗がん剤治療の後に悪化した高い腫瘍遺伝子変異量（TMB-High）を有する進行・再発の乳がん（標準的な治療が難しい場合のみ）

● **アテゾリズマブ（商品名：テセントリク®）の対象**

- ナブパクリタキセルとの併用において、PD-L1陽性のホルモン受容体陰性かつHER2陰性の手術ができない、または再発の乳がん

解 説

❶ ペムブロリズマブの対象

ペムブロリズマブは、2018年12月に「標準治療である抗がん剤治療の後に悪化した進行・再発の乳がん」において、高頻度マイクロサテライト不安定性（MSI-High）を有する場合に保険で承認されました。

さらに2019年8月に「進行・再発のトリプルネガティブ乳がん」に対し、抗がん剤治療薬（ナブパクリタキセル、パクリタキセル、ゲムシタビン＋カルボプラチ

ンのいずれか）との併用<ruby>併用<rt>へいよう</rt></ruby>で、保険で承認されました。

　また2022年2月に「標準治療である抗がん剤治療の後に悪化した高い腫瘍遺伝子変異量（TMB-High）を有する進行・再発の乳がん」に対して、保険で承認されました。

　2022年9月に「手術が可能な早期のトリプルネガティブ乳がんで、再発のリスクが高い場合での手術前および手術後の使用が、抗がん剤治療薬（パクリタキセル、カルボプラチン）との併用で、保険で承認されました。

❷ アテゾリズマブの対象

　2019年8月に、アテゾリズマブが「進行・再発のトリプルネガティブ乳がん」に対し、抗がん剤治療薬（ナブパクリタキセル）との併用で、保険で承認されました。

> なお、免疫療法は適応が拡大されること（対象となる病気が増えること）があります。最新の情報をご確認ください。
>
> ● ペムブロリズマブ（キイトルーダ®）　　● アテゾリズマブ（テセントリク®）
>
> 　　

📖 用語解説

▶ **高頻度マイクロサテライト不安定性（MSI-High）**

ヒトのDNAにはマイクロサテライトと呼ばれる遺伝子配列が存在します。この部位の遺伝子は、複製される際にエラーが生じやすく、それらのエラーは通常であればミスマッチ修復タンパク質（MMR）などにより修復されています。しかし、MMRに異常があるとエラーが修復されず、生じた遺伝子の異常がそのまま残ってしまいます。この状態をマイクロサテライト不安定性（microsatellite instability：MSI）といい、その不安定性が高度であることをMSI-Highと呼びます。

▶ **高い腫瘍遺伝子変異量（TMB-High）**

腫瘍遺伝子変異量（tumor mutation burden：TMB）は、正常細胞とがん細胞の遺伝子を比較することで調べた、がん細胞がもっている遺伝子変異の数です。変異のある遺伝子からは、正常とは異なるタンパク質が作られます。これらの変異タンパク質をもつがん

8
乳がん

細胞は、免疫細胞からの攻撃を受けやすくなります。そのため、TMBが多いがん細胞ほど免疫細胞から攻撃される可能性が高くなると考えられ、TMBが多いがんほど免疫チェックポイント阻害薬の治療効果がより期待されます。

▶ トリプルネガティブ乳がん

エストロゲンやプロゲステロンなどの女性ホルモンの刺激により増殖する性質をもたず、さらにHER2タンパクを過剰にもっていないという特徴があります。ホルモン療法や抗HER2療法は効果がありません（図1参照）。

		エストロゲン受容体、プロゲステロン受容体	
		陽性	陰性
HER2	陽性	ホルモン療法 抗HER2療法 抗がん剤治療	抗HER2療法 抗がん剤治療
	陰性	ホルモン療法 抗がん剤治療 分子標的療法	抗がん剤治療 分子標的療法 免疫療法

トリプルネガティブ乳がん
ホルモン療法、抗HER2療法が
効かないタイプの乳がん

図1　乳がんのタイプとそれぞれの主な薬物療法

その免疫療法の具体的な治療内容は どのようなものですか？

ペムブロリズマブ、アテゾリズマブの用法・用量に則り、点滴で投与します。

解 説

① ペムブロリズマブの用法・用量

ペムブロリズマブは**Q1**で述べたとおり、「標準治療である抗がん剤治療の後に悪化した進行・再発の高頻度マイクロサテライト不安定性（MSI-High）を有する乳がん」、PD-L1陽性の「進行・再発のトリプルネガティブ乳がん」、「進行・再発のトリプルネガティブ乳がん」、「標準治療である抗がん剤治療の後に悪化した高い腫瘍遺伝子変異量（TMB-High）を有する進行・再発の乳がん」に用いられます。その用法・用量は**表1**のとおりで、患者さんの体調をみながら投与します。

表1 ペムブロリズマブの用法・用量

投与方法	投与量	投与スケジュール（回数・間隔・期間など）
点滴（30分以上）	1回200mgまたは400mg	200mgの場合：3週間ごと 400mgの場合：6週間ごと
備考 ※PD-L1陽性の進行・再発のトリプルネガティブ乳がんの場合：ほかの抗がん剤と併用。 ※再発高リスクのトリプルネガティブ乳がんの術前・術後薬物療法の場合：3週間ごとに投与する場合、術前は8回まで、術後は9回まで。6週間ごとに投与する場合、術前は4回まで、術後は5回まで。		

❷ アテゾリズマブの用法・用量

アテゾリズマブは**Q1**で述べたとおり、PD-L１陽性の「進行・再発のトリプルネガティブ乳がん」に用いられます。その用法・用量は**表2**のとおりで、患者さんの体調をみながら投与します。

表2　アテゾリズマブの用法・用量

投与方法	投与量	投与スケジュール （回数・間隔・期間など）	備考
点滴（60分以上）	1回840mg	２週間ごと	※ナブパクリタキセルとの併用。

免疫療法の治療成績は？

 　臨床試験の結果から、ペムブロリズマブとアテゾリズマブはそれぞれ、
転移・再発のPD-L1陽性のトリプルネガティブ乳がんの初回治療におい
て、無増悪生存期間を延長することが認められました[1][2]。

解説

　乳がんに関する免疫チェックポイント阻害薬では、ペムブロリズマブ、アテゾリ
ズマブを用いた臨床試験の結果が論文として報告されています。

❶ ペムブロリズマブの治療成績

　ペムブロリズマブは、高頻度マイクロサテライト不安定性（MSI-High）を有す
る、または高い腫瘍遺伝子変異量（TMB-High）を有する固形がんに対して使用
されていますが、乳がんでMSI-HighやTMB-Highは非常にまれなので、論文報
告は2章「4. 大腸がん」（76ページ）を参照ください。

　また、転移・再発トリプルネガティブ乳がんの初回の抗がん剤治療において、ナ
ブパクリタキセル、パクリタキセル、ゲムシタビン＋カルボプラチンのいずれかと
ペムブロリズマブの併用療法は、併用しない場合よりも無増悪生存期間が延長し、
PD-L1が陽性の乳がん症例では、無増悪生存期間が4.1カ月間延長していました。
結果の詳細は表3に示します。

表3　ペムブロリズマブの治療成績（KEYNOTE-355試験）[1]

	無増悪生存期間 （すべての患者さん）	無増悪生存期間 （PD-L1陽性の患者さん）
化学療法＋ペムブロリズマブ	7.5カ月	9.7カ月
化学療法	5.6カ月	5.6カ月

❷ アテゾリズマブの治療成績

　転移・再発トリプルネガティブ乳がんの初回の抗がん剤治療において、ナブパクリタキセル（抗がん剤）とアテゾリズマブの併用療法は、ナブパクリタキセル単独よりも無増悪生存期間が延長し、PD-L1が陽性の乳がん症例では、無増悪生存期間が2.5カ月延長していました。結果の詳細は**表4**に示します。

表4　アテゾリズマブの治療成績（IMpassion130試験）[2]

	無増悪生存期間 （すべての患者さん）	無増悪生存期間 （PD-L1陽性の患者さん）
ナブパクリタキセル＋アテゾリズマブ	7.2カ月	7.5カ月
ナブパクリタキセル	5.5カ月	5.0カ月

📖 用語解説

▶ **無増悪生存期間**

治療中や治療後にがんが進行しないで安定した状態である期間をいいます。進行がん患者さんに対する治療を評価する際に使われます。

▶ **固形がん**

がんには白血病のようにがん細胞のかたまりを作らない血液がんと、かたまりを作って周りの組織に広がったり、別の臓器に転移したりする固形がんがあります。固形がんは周囲を線維芽細胞などに囲まれて硬くなり、免疫細胞が届きにくい場合があります。

◆引用文献

1）Cortes J, Cescon DW, Rugo HS, et al. Pembrolizumab plus chemotherapy versus placebo plus chemotherapy for previously untreated locally recurrent inoperable or metastatic triple-negative breast cancer (KEYNOTE-355): a randomised, placebo-controlled, double-blind, phase 3 clinical trial. Lancet. 2020; 396(10265): 1817-1828.

2）Schmid P, Adams S, Rugo HS, et al. Atezolizumab and nab-paclitaxel in advanced triple-negative breast cancer. N Engl J Med. 2018; 379(22): 2108-2121.

9　泌尿器科がん

Q1 泌尿器科がんにはどのようながんが
ありますか？
泌尿器科がんで免疫療法は標準治療と
なっていますか？

腎細胞がん、尿路上皮がん（腎盂尿管がん、膀胱がん、尿道がん）、
陰茎がん、精巣がん、前立腺がんなど尿路および男性生殖器に関連する
臓器のがんが泌尿器科がんです。

　泌尿器科がんのうち腎細胞がんと尿路上皮がんでは、下記の場合に免疫
療法が標準治療となっています。

● **ニボルマブ（商品名：オプジーボ®）の対象**
- 根治切除することができないまたは転移性の腎細胞がん
- 尿路上皮がんにおける 術後補助療法

● **ペムブロリズマブ（商品名：キイトルーダ®）の対象**
- 抗がん剤治療の後に悪化した根治切除することができない尿路上皮がん
- 抗がん剤治療の後に悪化した進行・再発の高頻度マイクロサテライト
  不安定性（MSI-High）を有する腎細胞がん、尿路上皮がん（標準的
  な治療が難しい場合のみ）
- 根治切除することができないまたは転移性の腎細胞がん
- 抗がん剤治療の後に悪化した高い腫瘍遺伝子変異量（TMB-High）
  を有する進行・再発の腎細胞がん、尿路上皮がん（標準的な治療が難
  しい場合のみ）
- 腎細胞がんにおける術後補助療法

● **イピリムマブ（商品名：ヤーボイ®）の対象**
- 根治切除することができないまたは転移性の腎細胞がん

● **アベルマブ（商品名：バベンチオ®）の対象**
- 根治切除することができないまたは転移性の腎細胞がん

- 根治切除することができない尿路上皮がんにおける抗がん剤治療後の
維持療法
（い じ りょうほう）

解 説

　泌尿器科では、血液中の不要な成分を尿として濾しとり、体外へ排泄する一連の
（こ）
臓器を扱います。さらに男性の生殖器である、精巣、精巣上体、精管、前立腺といっ
た臓器も扱います。これらの臓器から発生するがんとしては、腎細胞がん、腎盂尿

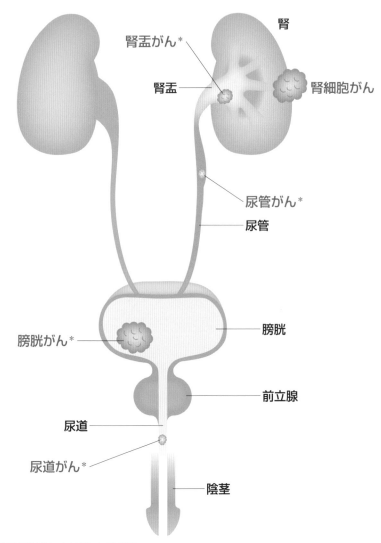

腎盂がん*
腎
腎盂
腎細胞がん
尿管がん*
尿管
膀胱がん*
膀胱
前立腺
尿道
尿道がん*
陰茎

図1　腎細胞がんと尿路上皮がん

*腎盂がん、尿管がん、膀胱がん、尿道がんを総称して尿路上皮がんと呼びます。

管がん、膀胱がん、尿道がん、陰茎がん、精巣がん、前立腺がんがあげられます。
腎盂尿管がん、膀胱がん、尿道がんはともに尿路上皮といわれる共通の細胞から発
生するため一括して尿路上皮がんと呼んでいます。

　これらのがんの中で免疫療法がよく用いられるのは、腎細胞がんと尿路上皮がん
（腎盂尿管がん、膀胱がん、尿道がん）（図1）です。腎がんや尿路上皮がんには治
療方法がたくさんあります。ここでは主に免疫療法について述べますが、治療方法
全体について詳しく知りたい場合には腎がん[1]、腎盂尿管がん[2]、膀胱がん[3]のそれ
ぞれに関して日本泌尿器科学会から発刊されている「診療ガイドライン」を参照し
てください。

❶ 腎細胞がんの治療概要（表1）

　転移のない腎がんに対しては手術が広く行われています。手術では、4cm以下
の腫瘍に関しては腎機能温存の観点から腎部分切除 術（じんぶぶんせつじょじゅつ）が行われ、4cmを超える腫
瘍に対しては片側の腎臓をすべて摘出する根治的腎摘除 術（こんちてきじんてきじょじゅつ）が広く行われています。

　一方、転移がある腎細胞がんに対して抗がん剤治療は無効とされています。
1980年代後半からは免疫療法の一種で、インターフェロンやインターロイキン
(IL)-2を用いるサイトカイン療法が施行されるようになりましたが、治療成績は
優れたものとはいえませんでした。

表1　腎細胞がんに対する治療

転移のない小さな腎細胞がん（≦4cm）
腎部分切除 術（じんぶぶんせつじょじゅつ）
転移のない大きな腎細胞がん（＞4cm）
根治的腎摘除 術（こんちてきじんてきじょじゅつ）
転移のある腎細胞がん
一次治療 ・ペムブロリズマブ（抗PD-1抗体）＋アキシチニブ（インライタ®、チロシンキナーゼ阻害薬） ・アベルマブ（抗PD-L1抗体）＋アキシチニブ（チロシンキナーゼ阻害薬） ・ニボルマブ（抗PD-1抗体）＋カボサンチニブ（カボメティクス®、マルチキナーゼ阻害薬） ・ペムブロリズマブ（抗PD-1抗体）＋レンバチニブ（レンビマ®、マルチキナーゼ阻害薬） ・中リスク、高リスク群：免疫チェックポイント阻害薬の併用療法（イピリムマブ＋ニボルマブ）

その次に登場したのが分子 標 的治 療 薬といわれる薬です。分子標的治療薬は、がんの増殖に必要な経路のみに攻撃することができます。最初に保険で承認されたのはソラフェニブ（商品名：ネクサバール®）という薬で2008年から使用されています。その後どんどん薬の種類が増えていき、現在腎がんに有効とされている分子標的治療薬は6種類あります。最も新しい薬が免疫チェックポイント阻害薬といわれるもので、免疫療法の一種です。当初は分子標的治療薬が無効であった場合に適応とされていましたが、最近では一次治療としても用いられるようになってきています。さらに分子標的治療薬と免疫チェックポイント阻害薬の併用療法の優れた治療成績が相次いで発表され、現在では一次治療における標準治療となってきています。免疫療法の具体的な方法は**Q2**で解説します。

❷ 尿路上皮がんの治療概要（表2）

前述のように尿路上皮がんとは、腎盂尿管がん、膀胱がん、尿道がんを包括したもので、それぞれのがんで治療方針が異なります。

腎盂尿管がんでは、転移がなければ腎 尿 管全摘除 術 （腎臓および尿管をすべて切除する手術）が施行されます。転移がある場合には抗がん剤による治療が主体になりますが、治療方針としては転移性膀胱がんと同じです。

膀胱がんでは、がんが筋層まで到達していない（筋層非浸 潤 性膀胱がん）場合には経 尿 道的膀胱腫瘍切除 術 （尿道を通って器具を挿入して膀胱内の腫瘍を切除する手術）が治療の主体になります。がんが筋層まで到達していない場合には経尿道的に切除する根治的な切除が可能です。術後必要に応じて、免疫療法としてBCGの膀胱内注 入 療法（**Q3**参照）が行われます。

一方、がんが筋層まで浸 潤 している場合には転移する確率が高くなります。筋層まで浸潤が認められますが、転移のない場合には膀胱をすべて切除する手術が一般に行われます。転移を認める場合には手術の適応はなく抗がん剤による治療が主体になります。抗がん剤としてシスプラチンを主体とした抗がん剤治療〔MVAC療法やGC療法（**Q3**参照）〕が広く施行されていますが、長期にわたって寛解を得ることはほとんどありませんでした。近年では免疫療法として、抗がん剤がある程度奏効した場合の維持療法にアベルマブ（免疫チェックポイント阻害薬の一種で抗PD-L1抗体）が使用されています。また、抗がん剤が無効になった場合の二次治療として、ペムブロリズマブ（免疫チェックポイント阻害薬の一種で抗PD-1抗体）が使用されています。免疫療法の具体的な方法は**Q2**で解説します。

表2　尿路上皮がんに対する治療

<table>
<tr><td>

腎盂 尿 管がん
<small>じん う にょうかん</small>

</td></tr>
<tr><td>

・転移がない場合には、腎 尿 管全摘除 術
　<small>じんにょうかんぜんてきじょじゅつ</small>
・転移がある場合には膀胱がんの治療に準じる。
　<small>ぼうこう</small>

</td></tr>
<tr><td>

膀胱がん
<small>ぼうこう</small>

</td></tr>
<tr><td>

筋層非浸 潤 性膀胱がん
<small>きんそう ひ しんじゅんせいぼうこう</small>

・経 尿 道的膀胱腫瘍切除 術 により完治可能だが、再発予防あるいは 上 皮内がんに
　<small>けいにょうどうてきぼうこうしゅようせつじょじゅつ</small>　　　　　　　　　　　　　　　　　　　　　　　<small>じょう ひ ない</small>
　対する治療としてBCG膀胱内 注 入 療 法を行う。
　　　　　　　　　<small>ぼうこうないちゅうにゅうりょうほう</small>

筋層浸 潤 性膀胱がん
<small>きんそうしんじゅんせいぼうこう</small>

・転移がない場合には膀胱全摘除 術
　　　　　　　　　　<small>ぼうこうぜんてきじょじゅつ</small>
・転移がある場合にはシスプラチンを主体とした抗がん剤治療（MVAC療法、GC
　療法）が施行される。
・GC療法がある程度奏効する場合にはアベルマブの維持 療 法が推奨される。
　　　　　　　　　　　　　　　　　　　　　　　　<small>い じりょうほう</small>
・MVAC療法やGC療法が無効になった症例には二次治療として免疫チェックポイ
　ント阻害薬（ペムブロリズマブ）が適応となる。

</td></tr>
</table>

なお、免疫療法は適応が拡大されること（対象となる病気が増えること）があります。最新の情報をご確認ください。

● ニボルマブ（オプジーボ®）

● ペムブロリズマブ（キイトルーダ®）

● イピリムマブ（ヤーボイ®）

● アベルマブ（バベンチオ®）

■ 用語解説

▶ **術後補助療法**
（じゅつ ご ほ じょりょうほう）

手術の後に、がんの再発や転移を予防するために行う治療です。

▶ **高頻度マイクロサテライト不安定性（MSI-High）**
（こうひん ど）（ふ あんていせい）（ハ イ）

ヒトのDNAにはマイクロサテライトと呼ばれる遺伝子配列が存在します。この部位の遺伝子は、複製される際にエラーが生じやすく、それらのエラーは通常であればミスマッチ修復タンパク質（MMR）などにより修復されています。しかし、MMRに異常があるとエラーが修復されず、生じた遺伝子の異常がそのまま残ってしまいます。この状態をマイクロサテライト不安定性（microsatellite instability：MSI）といい、その不安定性が高度であることをMSI-Highと呼びます。

▶ **高い腫瘍遺伝子変異量（TMB-High）**
（しゅよう い でん し へん い りょう）

腫瘍遺伝子変異量（tumor mutation burden：TMB）は、正常細胞とがん細胞の遺伝子を比較することで調べた、がん細胞がもっている遺伝子変異の数です。変異のある遺伝子からは、正常とは異なるタンパク質が作られます。これらの変異タンパク質をもつがん細胞は、免疫細胞からの攻撃を受けやすくなります。そのため、TMBが多いがん細胞ほど免疫細胞から攻撃される可能性が高くなると考えられ、TMBが多いがんほど免疫チェックポイント阻害薬の治療効果がより期待されます。

▶ **維持療法**
（い じ りょうほう）

得られた治療の効果を持続させるために行う治療です。

▶ **寛解**
（かんかい）

症状が軽くなったり消えたりして、落ち着いた状態のこと。

▶ **奏効**
（そうこう）

治療の効果を認めること。

その免疫療法の具体的な治療内容は どのようなものですか？

ニボルマブ、ペムブロリズマブ、イピリムマブ、アベルマブはいずれも、それぞれの薬の用法・用量に則り、通常は入院ないし外来において点滴で投与します。

解 説

❶ 腎細胞がんで用いる免疫チェックポイント阻害薬の用法・用量

転移を有する腎細胞がんに対しては、①インターフェロンやインターロイキン(IL)-2といったサイトカイン療法や、②免疫チェックポイント阻害薬が用いられます。

表3 腎細胞がんで用いる免疫チェックポイント阻害薬の用法・用量

投与方法	投与量	投与スケジュール (回数・間隔・期間など)	備 考
ニボルマブ			
点滴（30分以上）	1回240mgまたは480mg	240mgの場合：2週間ごと 480mgの場合：4週間ごと	※抗がん剤未治療の根治切除ができない、または転移性の場合：1回240mgを3週間ごとに4回投与後、1回240mgを2週間ごとまたは480mgを4週間ごとに投与。
ペムブロリズマブ			
点滴（30分以上）	1回200mgまたは400mg	200mgの場合：3週間ごと 400mgの場合：6週間ごと	※根治切除することができない転移性の場合：ほかの抗がん剤と併用。 ※腎細胞がんの術後補助療法の場合：最長12カ月。

イピリムマブ			
点滴（30分以上）	1回1mg/kg	3週間ごとに4回	※ニボルマブとの併用
アベルマブ			
点滴（1時間以上）	1回10mg/kg	2週間ごと	※アキシチニブとの併用

　免疫チェックポイント阻害薬（ニボルマブ、ペムブロリズマブ、イピリムマブ、アベルマブ）の用法・用量は表3のとおりで、患者さんの体調をみながら投与します。

❷ 尿路上皮がんで用いる免疫チェックポイント阻害薬の用法・用量

　筋層非浸潤性膀胱がんでは再発予防や上皮内がんに対する治療を目的としてBCGの膀胱内注入療法が施行されています。また、転移のある尿路上皮がんで標準的な抗がん剤治療が無効となった場合には免疫チェックポイント阻害薬が用いられます。

　免疫チェックポイント阻害薬（ニボルマブ、ペムブロリズマブ、アベルマブ）の薬の用法・用量は表4のとおりで、患者さんの体調をみながら投与します。

表4　尿路上皮がんで用いる免疫チェックポイント阻害薬の用法・用量

投与方法	投与量	投与スケジュール（回数・間隔・期間など）	備考
ニボルマブ			
点滴（30分以上）	1回240mgまたは480mg	240mgの場合：2週間ごと 480mgの場合：4週間ごと	※最長12カ月
ペムブロリズマブ			
点滴（30分以上）	1回200mgまたは400mg	200mgの場合：3週間ごと 400mgの場合：6週間ごと	
アベルマブ			
点滴（1時間以上）	1回10mg/kg	2週間ごと	

Q3 免疫療法の治療成績は？

A 臨床試験の結果から、腎細胞がんにおいて、下記の治療を行った患者さんの生存期間の延長が認められました。

- ニボルマブ単独
- ニボルマブ＋イピリムマブ併用療法
- 免疫チェックポイント阻害薬＋分子標的治療薬併用療法（ペムブロリズマブ＋アキシチニブ、ニボルマブ＋カボサンチニブ、ペムブロリズマブ＋レンバチニブ）

また、尿路上皮がんにおいて、下記の治療を行った患者さんの生存期間の延長が認められました。

- ペムブロリズマブ（二次治療）
- アベルマブ（一次治療の維持療法）

9

泌尿器科がん

解説

1 腎細胞がんの治療成績

① 腎がんに対する免疫チェックポイント阻害薬

　一番新しく登場し注目を集めているのが免疫チェックポイント阻害薬です。免疫チェックポイント阻害薬がなぜがんに効くのかについては1章「2. がん免疫療法の作用メカニズム」（12ページ）を参照してください。最初に腎がんに対して適応が認められたのはニボルマブで、分子標的治療薬が無効となった後の二次治療として使用されるようになりました[4]。

　さらに、同じ免疫チェックポイント阻害薬ですが、ニボルマブとは異なった作用機序をもつイピリムマブ（抗CTLA-4抗体）をニボルマブと併用する治療法も用いられるようになりました[5]。進行または転移性腎がん患者さんに対して、イピリムマブとニボルマブの併用療法と代表的な分子標的治療薬であるスニチニブ単独療法で比較したところ、中リスクおよび高リスク群の患者さんではイピリムマブとニ

ボルマブの併用療法の方において、観察期間の中央値25.2カ月で全生存期間の中央値 イピリムマブ＋ニボルマブ：未到達 vs. スニチニブ：26.0カ月、ハザード比：0.63、p<0.001とイピリムマブとニボルマブの併用療法のグループのほうが全生存期間が長かったことが示されました。転移を有する腎がん患者さんではサイトカイン療法や分子標的治療薬では完治することはほとんどありませんでしたが、免疫チェックポイント阻害薬を用いると10％程度ですが完全奏効することがわかっています。

　ただし、今までとはまったく異なった有害事象（免疫関連有害事象、irAE）に対処しなければならないことから十分注意しながら使用していく必要があります。

② 腎がんに対する免疫チェックポイント阻害薬と分子標的治療薬の併用療法

　近年では分子標的治療薬と免疫チェックポイント阻害薬の併用療法に関する臨床試験の結果が次々と発表され、転移のある腎細胞がんに対して広く使用されるようになってきています。ペムブロリズマブ（抗PD-1抗体）＋アキシチニブ（チロシンキナーゼ阻害薬）[6]、アベルマブ（抗PD-L1抗体）＋アキシチニブ（チロシンキナーゼ阻害薬）[7]、ニボルマブ（抗PD-1抗体）＋カボサンチニブ（マルチキナーゼ阻害薬）[8]、ペムブロリズマブ（抗PD-1抗体)+レンバチニブ（マルチキナーゼ阻害薬）[9]の4つの併用療法が現在日本で使用可能です。これらの中でアベルマブ＋アキシチニブだけが全生存率で有意差を認めなかったことから「腎癌診療ガイドライン」の2022年改訂版では本療法のみが推奨グレードB（行うよう勧められる）となっています。残りの3つの併用療法は推奨グレードがA（行うよう強く勧められる）となっています。

　ただし、アベルマブ＋アキシチニブはほかの併用療法と比較して有害事象（副作用）が軽度な利点もあり、患者さんの転移の状況や全身状態に応じてこれらの併用療法を使い分けています。

③ 腎がん術後補助療法における免疫チェックポイント阻害薬の有用性

　さらに再発リスクの高い腎がん術後の患者さんに対してペムブロリズマブを使用することにより再発リスクを有意に抑えたとする臨床試験（KEYNOTE-564）の結果が2021年に発表されました（2年無病生存率 ペムブロリズマブ：77.3％ vs. プラセボ：68.1％、ハザード比：0.68、p=0.002)[10]。これを受けて2022年4月から日本でも保険で承認されています。

❷ 尿路上皮がんの治療成績

① 筋層非浸潤性膀胱がんに対するBCG膀胱内注入療法

　膀胱がんは非常に再発しやすいがんであり、経尿道的（尿道を通って器具を挿

入し膀胱内の腫瘍を切除する方法）に完全切除できた場合でも高い確率で再発することが知られています。こうした再発を予防する目的で膀胱内にBCGを注入する治療が広く行われています。さらに上皮内（じょうひない）がんといわれる特殊な膀胱がんを併発している場合には筋層浸潤性膀胱がんに進展しやすいといわれており、治療目的でのBCG膀胱内注入療法が推奨されています。BCGとは弱毒化（じゃくどくか）されたウシ型結核菌（きん）で、結核菌に対するワクチンとして使用されているものです。BCGを膀胱内に注入することにより膀胱がんの治療に効果があることが1986年に示されました。

② 転移性尿路上皮（てんいせいにょうろじょうひ）がんに対する二次治療としての免疫チェックポイント阻害薬

転移性尿路上皮がんに対する標準的な抗がん剤治療であるMVAC（メソトレキセート、ビンブラスチン、ドキソルビシン、シスプラチンの併用）療法やGC（ゲムシタビン、シスプラチンの併用）療法などが無効であった場合の二次治療としてペムブロリズマブが使用されています[11]。転移性尿路上皮がんに対してMVAC療法やGC療法を行い無効であった542例を、ペムブロリズマブを投与するグループと、シスプラチン以外の抗がん剤によって治療するグループにランダムに割り付けし治療成績を比較した結果、全生存期間中央値 ペムブロリズマブ：10.3カ月 vs. シスプラチン以外の抗がん剤：7.4カ月、ハザード比：0.73、p=0.002とペムブロリズマブを投与したグループのほうが全生存率において有意に良好でした。

さらに転移性尿路上皮がんに対してGC療法を4〜6コース施行し、悪化しなかった患者さんに対してアベルマブを維持療法（いじりょうほう）として投与することにより全生存率がより高くなることが示されました[12]。

③ 尿路上皮がん術後補助療法における免疫チェックポイント阻害薬の有用性

さらに膀胱全摘除術後（ぼうこうぜんてきじょじゅつご）または腎尿管全摘除術（じんにょうかんぜんてきじょじゅつ）で再発リスクの高い患者さんを対象にニボルマブを用いることにより再発率を有意に抑えたとする臨床試験（CheckMate274試験）の結果が発表されました（無病生存期間中央値 ニボルマブ：20.8カ月 vs. プラセボ：10.8カ月、ハザード比：0.70、p<0.001）[13]。これを受けて2022年3月から日本でも保険で承認されています。

📖 用語解説

▶ **全生存率**
治療を受けた患者さんのうち、治療から一定期間が経過した後に、生存している人の割合。5年後に生存している人の割合がよく用いられ、5年生存率と呼ばれます。

◆引用文献

1) 日本泌尿器科学会. 腎癌診療ガイドライン 2017年版. メディカルレビュー社, 2017.
2) 日本泌尿器科学会. 腎盂・尿管癌診療ガイドライン 2014年版. メディカルレビュー社, 2014.
3) 日本泌尿器科学会. 膀胱癌診療ガイドライン 2019年版. 医学図書出版, 2019.
4) Motzer RJ, Escudier B, McDermott DF, et al. Nivolumab versus everolimus in advanced renal-cell carcinoma. N Engl J Med. 2015; 373(19): 1803-1813.
5) Motzer RJ, Tannir NM, McDermott DF, et al. Nivolumab plus ipilimumab versus sunitinib in advanced renal-cell carcinoma. N Engl J Med. 2018; 378(14): 1277-1290.
6) Rini BI, Plimack ER, Stus V, et al. Pembrolizumab plus axitinib versus sunitinib for advanced renal-cell carcinoma. N Engl J Med. 2019; 380(12): 1116-1127.
7) Motzer RJ, Penkov K, Haanen J, et al. Avelumab plus axitinib versus sunitinib for advanced renal-cell carcinoma. N Engl J Med. 2019; 380(12): 1103-1115.
8) Choueiri TK, Powles T, Burotto M, et al. Nivolumab plus cabozantinib versus sunitinib for advanced renal-cell carcinoma. N Engl J Med. 2021; 384(9): 829-841.
9) Motzer R, Alekseev B, Rha SY, et al. Lenvatinib plus pembrolizumab or everolimus for advanced renal cell carcinoma. N Engl J Med. 2021; 384(14): 1289-1300.
10) Choueiri TK, Tomczak P, Park SH, et al. Adjuvant pembrolizumab after nephrectomy in renal-cell carcinoma. N Engl J Med. 2021; 385(8): 683-694.
11) Bellmunt J, de Wit R, Vaughn DJ, et al. Pembrolizumab as second-line therapy for advanced urothelial carcinoma. N Engl J Med. 2017; 376(11): 1015-1026.
12) Powles T, Sridhar SS, Loriot Y, et al. Avelumab maintenance in advanced urothelial carcinoma: biomarker analysis of the phase 3 JAVELIN Bladder 100 trial. Nat Med. 2021; 27(12): 2200-2211.
13) Bajorin DF, Witjes JA, Gschwend JE, et al. Adjuvant nivolumab versus placebo in muscle-invasive urothelial carcinoma. N Engl J Med. 2021; 384(22): 2102-2114.

10 頭頸部がん

Q1 頭頸部がんで免疫療法は標準治療と
なっていますか？

A

頭頸部がんでは、下記の場合に免疫療法が標準治療となっています。

● **ペムブロリズマブ（商品名：キイトルーダ®）の対象**

- 再発または遠隔転移を有する頭頸部がん

- 抗がん剤治療の後に悪化した進行・再発の高頻度マイクロサテライト
不安定性（MSI-High）を有する頭頸部がん（標準的な治療が難しい
場合のみ）

- 抗がん剤治療の後に悪化した高い腫瘍遺伝子変異量（TMB-High）
を有する進行・再発の頭頸部がん（標準的な治療が難しい場合のみ）

● **ニボルマブ（商品名：オプジーボ®）の対象**

- 再発または遠隔転移を有する頭頸部がん

● **セツキシマブ サロタロカンナトリウム（商品名：アキャルックス®）
の対象**

- 切除することができない局所進行または局所再発の頭頸部がん

解説

❶ ペムブロリズマブとニボルマブの対象

　2022年3月31日現在、頭頸部がんにおいて「再発または遠隔転移を有する頭
頸部がん」が本免疫療法の対象の一つとなっています。ここでいう再発の定義は、
手術で切除することができるものや放射線治療が可能な再発がんは含みません。
使用される薬は、免疫チェックポイント阻害薬に分類されるPD-1抗体薬であるペ
ムブロリズマブとニボルマブの2種類です。

　さらに最近では、ペムブロリズマブの対象が「高頻度マイクロサテライト不安定
性（MSI-High）あるいは高い腫瘍遺伝子変異量（TMB-High）を有する進行・

121

再発頭頸部がん（標準的な治療が難しい場合のみ）」に拡大されました。頭頸部がんがMSI-HighあるいはTMB-Highを有する可能性はまれですが、治療効果が高い可能性があり積極的な使用が推奨されます。なお、頭頸部がんの中でも唾液腺がんを代表とする希少がんでは、頭頸部がんの９割を占める扁平上皮がんと比べ効果が期待できないため、一般に使用は推奨されていません。

② セツキシマブ サロタロカンナトリウムの対象

　セツキシマブ サロタロカンナトリウムとは、キメラ型抗ヒト上皮成長因子受容体モノクローナル抗体であるセツキシマブと光感受性物質である色素IR700を結合させた抗体薬物複合体からなる点滴用の薬です。本薬の適応は「切除することができない局所進行または局所再発の頭頸部がん」です。本治療が難しい症例は、頸動脈への腫瘍浸潤のあるものです。また、頸静脈への腫瘍浸潤、粘膜への腫瘍浸潤および皮膚への腫瘍浸潤のあるものでは症例ごとにその適応を判断する必要があります。

なお、免疫療法は適応が拡大されること（対象となる病気が増えること）があります。最新の情報をご確認ください。

● ペムブロリズマブ（キイトルーダ®）　　● ニボルマブ（オプジーボ®）

● セツキシマブ サロタロカンナトリウム（アキャルックス®）

用語解説

▶ 高頻度マイクロサテライト不安定性（MSI-High）

ヒトのDNAにはマイクロサテライトと呼ばれる遺伝子配列が存在します。この部位の遺伝子は、複製される際にエラーが生じやすく、それらのエラーは通常であればミスマッチ修復タンパク質（MMR）などにより修復されています。しかし、MMRに異常があるとエラーが修復されず、生じた遺伝子の異常がそのまま残ってしまいます。この状態をマイクロサテライト不安定性（microsatellite instability：MSI）といい、その不安定性が高度であることをMSI-Highと呼びます。

▶ 高い腫瘍遺伝子変異量（TMB-High）

腫瘍遺伝子変異量（tumor mutation burden：TMB）は、正常細胞とがん細胞の遺伝子を比較することで調べた、がん細胞がもっている遺伝子変異の数です。変異のある遺伝子からは、正常とは異なるタンパク質が作られます。これらの変異タンパク質をもつがん細胞は、免疫細胞からの攻撃を受けやすくなります。そのため、TMBが多いがん細胞ほど免疫細胞から攻撃される可能性が高くなると考えられ、TMBが多いがんほど免疫チェックポイント阻害薬の治療効果がより期待されます。

Q2 その免疫療法の具体的な治療内容は
どのようなものですか？

　ペムブロリズマブ、ニボルマブは、それぞれの用法・用量に則り、通常
は外来または入院において点滴で投与します。
　セツキシマブ サロタロカンナトリウムは入院にて点滴で投与します。
その後、全身麻酔下にレーザー光を頭頸部のがん全体に照射します。

解 説

❶ ペムブロリズマとニボルマブによる治療

　免疫チェックポイント阻害薬（そがいやく）（ペムブロリズマブとニボルマブ）の使用にあたっ
ては、再発・遠隔転移がんを**プラチナ製剤感受性**（かんじゅせい）の有無で分類し、プラチナ製剤感
受性であればペムブロリズマブを単独またはペムブロリズマブとプラチナ製剤およ
びフルオロウラシルの併用療法で用い、プラチナ製剤抵抗性であればニボルマブ単
独の治療となります。

　標準治療となっている免疫療法で用いられる薬は、ペムブロリズマブとニボルマ
ブの2種類があります。先にも述べたようにこれらの薬は、ともに免疫チェックポ
イント阻害薬に分類されるPD-1抗体薬です。ただし、これら2剤の承認の前提と
なった各々の臨床試験（りんしょうしけん）（ペムブロリズマブはKEYNOTE-048試験[1]（キーノート）、ニボルマブ
はCheckMate141試験[2]（チェックメイト））では、それらの対象となるがんのプラチナ製剤感受性
がまったく異なっていましたので、この2剤にまったく同じ効果が期待できるとは
断言できません。そこで患者さんにどちらの薬を使用するのかは、各々の臨床試験
で効果が証明されているプラチナ製剤感受性の違いに基づいた使い方をする必要が
あります。

　対象のがんがプラチナ製剤感受性である場合は、それらが対象となった
KEYNOTE-048試験の成績に基づきペムブロリズマブ単独療法またはペムブロリ
ズマブとプラチナ製剤およびフルオロウラシルの併用療法が標準治療として行われ
ます。さらにこのKEYNOTE-048試験においては腫瘍組織のPD-L1発現（CPS）

により治療薬の効果が異なることが明らかになりました。そのため投与に際しては時間的な余裕があれば投与の前にCPSを確認することが治療選択には有用であることが示されています。CPS≧1の症例では、ペムブロリズマブとプラチナ製剤およびフルオロウラシルの併用療法あるいはペムブロリズマブ単独が用いられます。どちらを選択するかについては、CPSの値に加えて、がんの増殖スピード、自覚症状の有無そして患者さんの臓器機能障害の程度（プラチナ製剤が安全に使用可能か）などを勘案して決定します。CPS<1あるいは不明の症例では、ペムブロリズマブとプラチナ製剤およびフルオロウラシルの併用療法が使用されます[3]。

② ペムブロリズマブの用法・用量

ペムブロリズマブはQ1で述べたとおり、「標準的な治療が難しい抗がん剤治療の後に悪化した進行・再発の高頻度のマイクロサテライト不安定性（MSI-High）を有する頭頸部がん」と「抗がん剤治療の後に悪化した高い腫瘍遺伝子変異量（TMB-High）を有する進行・再発頭頸部がん」および「再発または遠隔転移を有する頭頸部がん」に対して用いられます。

当初は1回200mgを3週間間隔で30分かけて点滴投与する方法が標準的でしたが、有効性および安全性に対する曝露−反応解析の結果、現在は表1の用法・用量で投与され、患者さんの病状や生活に合わせて治療間隔を選択できます。

表1 ペムブロリズマブの用法・用量

投与方法	投与量	投与スケジュール（回数・間隔・期間など）	備考
点滴（30分以上）	1回200mgまたは400mg	200mgの場合：3週間ごと 400mgの場合：6週間ごと	※プラチナ製剤およびフルオロウラシルの併用療法の場合：本剤に加えシスプラチン100mg/m^{2}またはカルボプラチンAUC 5（mg・分/mL）およびフルオロウラシル1000mg/m^2/日（4日間持続点滴投与）の順に3週間間隔で最大6コース投与後、本剤を継続。

③ ニボルマブの用法・用量

ニボルマブはQ1で述べたとおり、「再発または遠隔転移を有する頭頸部がん」の治療として用いられています。ペムブロリズマブの場合と異なり、ニボルマブの

効果についてはPD-L1低発現のがんにも有効性が示されています。したがってPD-L1の発現の有無によらず使用できます。ニボルマブの用法・用量は**表2**のとおりで、患者さんの病状や生活に合わせて治療間隔を選択できます。

表2　ニボルマブの用法・用量

投与方法	投与量	投与スケジュール （回数・間隔・期間など）
点滴（30分以上）	1回240mgまたは480mg	240mgの場合：2週間ごと 480mgの場合：4週間ごと

　図1に臨床試験に基づいた再発・転移頭頸部がんに対する薬の選択のフローチャートを示します。

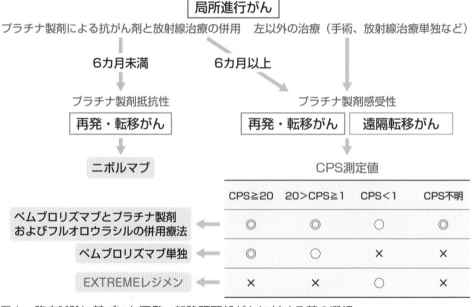

図1　臨床試験に基づいた再発・転移頭頸部がんに対する薬の選択

④ セツキシマブ サロタロカンナトリウムによる治療

　本薬を用いた治療は、イルミノックス®プラットフォームと呼ばれる「薬の投与」と「光の照射」の2段階で構成される形式の治療方法です。また、本治療は局所再発に対する治療です。まず本薬の投与によりがん細胞の細胞膜の受容体に光感受性物質のIR700と複合体を構成したセツキシマブを特異的に結合させます。次に「BioBladeレーザーシステム」を用いて波長690ナノメートルのレーザー光を再

発したがん全体に 照 射します。その際、レーザー光が照射された箇所のみがん細胞膜上のIR700が活性化し細胞膜を傷害すると考えられています。その特徴から、がん細胞特異的に殺細胞効果を示すと考えられています。

❺ セツキシマブ サロタロカンナトリウムの用法・用量

セツキシマブ サロタロカンナトリウムは**Q1**で述べたとおり、「切除することができない局所進行または局所再発の頭頸部がん」の治療として用いられます。その用法・用量は表3のとおりで、患者さんの体調をみながら投与します。

表3　セツキシマブ サロタロカンナトリウムの用法・用量

投与方法	投与量	投与スケジュール （回数・間隔・期間など）	備　考
点滴（2時間以上）	640mg/m² （体表面積）	1日1回	※ 点滴終了20〜28時間後、がんのある場所にレーザー光をあてる。

📖 **用語解説**

▶ **プラチナ製剤感受性**

2022年版「頭頸部癌診療ガイドライン」[4]の定義では次の2つの病態とされています。

① 再発・転移性の病態に対するプラチナ製剤を含む治療歴がない

② 局所進行頭頸部がんに対するプラチナ製剤を含む集学的治療終了後から6カ月以降の腫瘍悪化・再発

▶ **CPS**

combined positive scoreの略で、腫瘍組織におけるPD-L1を発現した細胞（腫瘍細胞、マクロファージおよびリンパ球）の数を総腫瘍細胞数で割り、100をかけた値です。

▶ **EXTREMEレジメン**

KEYNOTE-048試験が施行された当時、再発・転移頭頸部がんの一次治療はシスプラチン（あるいはカルボプラチン）＋フルオロウラシル＋セツキシマブの3剤を用いた治療が標準治療と考えられていました。この3種類の組み合わせは、臨床試験（ErbituX in 1st-line Treatment of REcurrent or MEtastatic head and neck cancer）[5]にちなんでEXTREMEレジメンと呼ばれます。

Q3 免疫療法の治療成績は？

A

● 再発・遠隔転移がんに対する臨床試験の結果、ペムブロリズマブについてはCPSに応じてペムブロリズマブを単独またはペムブロリズマブとプラチナ製剤および5-FUの併用療法で用いることで、従来の標準治療であるプラチナ製剤を含んだEXTREMEレジメン[5]に比べ全生存率が延長することが示されました。

● ニボルマブについては、PD-L1発現によらず研究者選択治療群（ドセタキセル、セツキシマブ、メトトレキサートのいずれか）と比較して全生存率が延長することが示されました。

● セツキシマブ サロタロカンナトリウムによる治療に関して、参照可能な多数例に対する報告はまだありません。公開されている少数例の報告では完全寛解13%を含む43%の局所制御効果（腫瘍の増大を抑える効果）が認められました。

解説

① ペムブロリズマブの治療成績

KEYNOTE-048試験[1]は、プラチナ製剤感受性の再発・転移頭頸部扁平上皮がんに対する初回治療における当時の標準治療であった EXTREMEレジメンと、ペムブロリズマブ単独またはペムブロリズマブとプラチナ製剤およびフルオロウラシルの併用療法の比較を目的として行われました。その結果、ペムブロリズマブとプラチナ製剤およびフルオロウラシルの併用療法は、CPS≧20, CPS≧1, 全体集団のすべてにおいて全生存率が改善しました。ペムブロリズマブ単独療法は、CPS≧20, CPS≧1において全生存率が改善し、全体集団において効果が劣っていないことを証明しました[3]。

❷ ニボルマブの治療成績

Checkmate141試験[2]（チェックメイト）と呼ばれる日本人を含む国際的な臨床試験で、プラチナ製剤が効かない進行再発・転移頭頸部がん361例において、ニボルマブの治療成績が検討されました[4]。その結果、ニボルマブを投与された患者さんたちは研究者選択治療群（ニボルマブを投与された患者さんたちとの治療成績の比較のために、プラチナ製剤以外の治療薬を用いて治療された患者さんたち）との比較において、生存期間が延長していることがわかりました（**生存期間中央値**がニボルマブ治療群のほうが2.6カ月長かった）。

❸ セツキシマブ サロタロカンナトリウムの治療成績

本薬は2019年4月に国より先駆け審査指定制度対象品目の指定を受け、条件付き早期承認制度のもと2020年9月25日に世界で初めて日本で製造販売承認を取得しています。参照可能な治療成績として、承認申請までの成績が公表されています。それによると国外で39例を対象に安全性・有効性などを検討した試験で奏効が認められたのは30例中13例（43.3%）で、完全奏効が4例（13.3%）、部分奏効が9例（30.0%）でした。国内で行った日本人の安全性・有効性などを検討した試験の対象は3例のみでしたが、結果は3例中2例（66.7%）が部分奏効、1例は病勢進行というものでした。現在、国際共同第Ⅲ相試験が実施されており、日本では製造販売後臨床試験として継続されている大規模な症例の治療成績が報告される予定です。

❹ 免疫チェックポイント阻害薬による有害事象（副作用）

免疫チェックポイント阻害薬による有害事象（副作用）については、通常の抗がん剤にはない特殊な症状が生じることが知られています。1章「3. がん免疫療法の有害事象（副作用）」（17ページ）もご参照ください。免疫療法は、従来の抗がん剤治療に比べて有害事象（副作用）が少ないと報告されています。これらの臨床試験でも、有害事象（副作用）の頻度はほかの抗がん剤に比べて高くなく、適切な治療を受けることにより安全性も確認されています。

❺ セツキシマブ サロタロカンナトリウムの治療による有害事象（副作用）

国外の試験における有害事象（副作用）は、30例中25例（83.3%）に発現し、主な有害事象（副作用）は、顔面浮腫、疲労、紅斑、嚥下障害が各5例（16.7%）、

末梢性浮腫、発疹、舌浮腫、口腔咽頭痛、腫瘍疼痛が各4例（13.3%）でした。

日本人を対象とした国内の試験では、3例全例に有害事象（副作用）が認められ、適用部位疼痛3例（100%）、顔面浮腫、適用部位浮腫、限局性浮腫、舌炎、血圧上昇、γ-グルタミルトランスフェラーゼ増加、肝機能異常が各1例でした。

　重大な有害事象（副作用）として頸動脈出血（頻度不明）、腫瘍出血（5.6%）、舌腫脹（13.9%）、喉頭浮腫（5.6%）、レーザー光照射部位において瘻孔（2.8%）、皮膚潰瘍（5.6%）、粘膜潰瘍（頻度不明）、皮膚壊死（頻度不明）、粘膜壊死（頻度不明）が現れることがあります。

■ 用語解説

▶ 生存期間中央値
臨床試験において、参加した患者さんの半分の人数が亡くなるまでの期間。

◆引用文献

1）Burtness B, Harrington KJ, Greil R, et al. Pembrolizumab alone or with chemotherapy versus cetuximab with chemotherapy for recurrent or metastatic squamous cell carcinoma of the head and neck (KEYNOTE-048): a randomised, open-label, phase 3 study. Lancet. 2019; 394(10212): 1915-1928.
2）Ferris RL, Blumenschein G Jr, Fayette J, et al. Nivolumab for recurrent squamous-cell carcinoma of the head and neck. N Engl J Med. 2016; 375(19): 1856-1867.
3）日本頭頸部癌学会. 頭頸部癌診療ガイドライン2018年版の「がん薬物療法」に追記すべき臨床試験の結果について. 2020年8月.
http://www.jshnc.umin.ne.jp/pdf/KN-048.pdf
4）日本頭頸部癌学会. 頭頸部癌診療ガイドライン 2022年版. 第4版, 金原出版, 2022.
5）Vermorken JB, Mesia R, Rivera F, et al. Platinum-based chemotherapy plus cetuximab in head and neck cancer. N Engl J Med. 2008; 359(11): 1116-1127.

11 婦人科がん

Q1 婦人科がんで免疫療法は標準治療となっていますか？

婦人科がんでは、下記の場合に免疫療法が標準治療となっています。

● ペムブロリズマブ（商品名：キイトルーダ®）

・進行または再発の子宮頸（し きゅうけい）がん

・抗がん剤治療の後に悪化した切除することができない進行・再発の子宮体（し きゅうたい）がん

・抗がん剤治療の後に悪化した進行・再発の高頻度マイクロサテライト不安定性（こうひん ど）（ふ あんていせい）（MSI-High）を有する婦人科がん（子宮頸がん、子宮体がん、卵巣（らんそう）がんなど）（標準的な治療が難しい場合のみ）

・抗がん剤治療の後に悪化した高い腫瘍遺伝子変異量（しゅよう い でん し へん い りょう）（TMB-High）を有する進行・再発の婦人科がん（子宮頸がん、子宮体がん、卵巣がんなど）

● セミプリマブ（商品名：リブタヨ®）

・進行または再発の子宮頸がん

解説

　現在、婦人科がんに対する免疫療法で標準治療となっているものは、ペムブロリズマブとセミプリマブを用いた治療ですが、使用できる条件、投与法は以下のように決まっています。

❶ ペムブロリズマブの対象

　婦人科がんの90％以上は、子宮体がん、子宮頸がん、卵巣がんが占めています。その中で、①「進行または再発の子宮頸がん」および、②「抗がん剤治療の後に悪化した切除することができない進行・再発の子宮体がん」に対して、それぞれ抗PD-1抗体ペムブロリズマブとほかの抗がん剤治療を併用した治療が標準治療とし

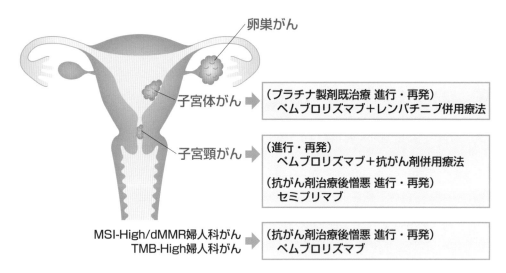

図1　婦人科がんに対する免疫療法

MSI-High：高頻度マイクロサテライト不安定性、dMMR：ミスマッチ修復欠損
TMB-High：高い腫瘍遺伝子変異量
婦人科がん：主に子宮頸がん、子宮体がん、卵巣がん（卵管がん、腹膜がん含む）

て保険で承認されています。

　また、ほかの固形がんと同様に、③「抗がん剤治療の後に悪化した進行・再発の高頻度マイクロサテライト不安定性（MSI-High）を有する婦人科がん」や、④「高い腫瘍遺伝子変異量（TMB-High）を有する進行・再発婦人科がん」に対しても、ペムブロリズマブは標準治療として保険で承認されています。特に、子宮体がんは、すべてのがんの中で最もMSI-Highの頻度が高いと報告されています（図1）。

① 「進行または再発の子宮頸がん」に対して、2022年9月にペムブロリズマブとこれまでの標準的な抗がん剤治療〔パクリタキセルおよびプラチナ製剤（シスプラチンまたはカルボプラチン）の併用投与ならびにペムブロリズマブ、パクリタキセル、プラチナ製剤（シスプラチンまたはカルボプラチン）〕およびベバシズマブ（商品名：アバスチン®）の併用投与の有効性が示され、保険で承認されました。

　なお、この承認時に評価された臨床試験（KEYNOTE-826試験）では、抗がん剤治療歴のない（同時化学放射線療法としての治療歴は除く）進行または再発の子宮頸がんに対して有効であることが示されていますが[1]、それ以外の臨床試験の対象となっていなかった病期、治療経過の患者さんへの治療効果は不明です。また、この試験の有効性に関しては、腫瘍の中での免疫抑制性分子

PD-L1陽性細胞の比率（**CPS**）が1未満の場合に、生存期間の延長効果が小さい傾向が認められたことから、CPSが1未満であることが確認された患者さんにおいては、ペムブロリズマブ以外の治療選択肢も考慮することとなっています[2]。

② プラチナ製剤を用いた「抗がん剤治療の後に悪化した切除することができない進行・再発した子宮体がん」に対して、2021年12月にペムブロリズマブと分子標的治療薬レンバチニブ（商品名：レンビマ®）を併用した治療の有効性が認められ、保険で承認されています。

③「高頻度マイクロサテライト不安定性（MSI-High）を有し、抗がん剤治療の後に悪化した進行・再発の固形がん（標準的な治療が難しい場合のみ）」に対して、2018年12月にペムブロリズマブの投与が保険で承認されました。すべての固形がんの中で、子宮体がんはMSI-Highの割合が17％と最も多く、子宮頸がんや卵巣がんは3〜5％といわれています[3]。またさらに、2022年9月より、高頻度マイクロサテライト不安定性（MSI-High）を引き起こすDNA**ミスマッチ修復遺伝子**の変異（dMMR）を有する患者さんに対してもペムブロリズマブの投与が可能となりました。なお、高頻度マイクロサテライト不安定性（MSI-High）は、腫瘍のMSI検査や保険で承認されたがん遺伝子パネル検査によって、またdMMRは、腫瘍の免疫染色にて診断されます。ペムブロリズマブの用法・用量は**Q2**を参照してください。

④「高い腫瘍遺伝子変異量（TMB-High）を有する進行・再発婦人がん」を含む固形がんに対して2022年2月より、ペムブロリズマブを受けることができるようになりました。なお高い腫瘍遺伝子変異量（TMB-High）は、頻度は少ないものの進行・再発婦人科がんにも認められており[4]、がん遺伝子パネル検査によって診断されます。ペムブロリズマブの用法用量は**Q2**を参照してください。

❷ セミプリマブの対象

「抗がん剤治療の後に悪化した進行または再発子宮頸がん」に対して、2023年2月にセミプリマブが保険で承認されました。

なお、この承認期に評価された臨床試験（R2810-ONC-1676試験）では、抗がん剤治療の後に悪化した進行または再発子宮頸がんに対する有効性と安全性は

示されていますが[5]、手術直後の再発予防のための治療（補助化学療法_{ほじょかがくりょうほう}）や、抗がん剤未治療での有効性と安全性は確立していません。

なお、免疫療法は適応が拡大されること（対象となる病気が増えること）があります。最新の情報をご確認ください。

●ペムブロリズマブ(キイトルーダ®)

●セミプリマブ（リブタヨ®）

📖 用語解説

▶ **高頻度マイクロサテライト不安定性（MSI-High）**

ヒトのDNAにはマイクロサテライトと呼ばれる遺伝子配列が存在します。この部位の遺伝子は、複製される際にエラーが生じやすく、それらのエラーは通常であればミスマッチ修復タンパク質（MMR）などにより修復されています。しかし、MMRに異常があるとエラーが修復されず、生じた遺伝子の異常がそのまま残ってしまいます。この状態をマイクロサテライト不安定性（microsatellite instability：MSI）といい、その不安定性が高度であることをMSI-Highと呼びます。

▶ **高い腫瘍遺伝子変異量（TMB-High）**

腫瘍遺伝子変異量（tumor mutation burden：TMB）は、正常細胞とがん細胞の遺伝子を比較することで調べた、がん細胞がもっている遺伝子変異の数です。変異のある遺伝子からは、正常とは異なるタンパク質が作られます。これらの変異タンパク質をもつがん細胞は、免疫細胞からの攻撃を受けやすくなります。そのため、TMBが多いがん細胞ほど免疫細胞から攻撃される可能性が高くなると考えられ、TMBが多いがんほど免疫チェックポイント阻害薬の治療効果がより期待されます。

▶ **固形がん**

がんには白血病のようにがん細胞のかたまりを作らない血液がんと、かたまりを作って周りの組織に広がったり、別の臓器に転移したりする固形がんがあります。固形がんは周囲を線維芽細胞などに囲まれて硬くなり、免疫細胞が届きにくい場合があります。

▶ **同時化学放射線療法**

放射線治療と抗がん剤治療を同時に行う治療方法です。根治的に行う場合（根治的照射）と手術後の再発予防に行う場合（術後照射）があります[6]。

▶ CPS
_{コンバイン ポディティブ スコア}
combined positive scoreの略で、腫瘍組織におけるPD-L1を発現した細胞（腫瘍細胞、マクロファージおよびリンパ球）の数を総腫瘍細胞数で割り、100をかけた値です。

▶ ミスマッチ修復遺伝子
遺伝子複製の際に生じたエラーを修復するミスマッチ修復タンパク質（MMR）を作り出す遺伝子。

**その免疫療法の具体的な治療内容は
どのようなものですか？**

　ペムブロリズマブは、その用法・用量に則り、通常は外来において点滴
で投与します。

解　説

❶ ペムブロリズマブの用法・用量

　ペムブロリズマブは**Q1**で述べたとおり、「進行または再発の子宮頸がん」「抗が
ん剤治療の後に悪化した切除することができない進行・再発の子宮体がん」「抗が
ん剤治療の後に悪化した進行・再発の高頻度マイクロサテライト不安定性（MSI-
High）を有する婦人科がん」「高い腫瘍遺伝子変異量（TMB-High）を有する進行・
再発婦人科がん」に用いられます。

　進行または再発の子宮頸がんに対して、保険での承認のもととなった臨床試験
（KEYNOTE-826試験）では、ペムブロリズマブ点滴とパクリタキセルおよびプ
ラチナ製剤（カルボプラチンもしくはシスプラチン）±血管新生阻害薬ベバシズマ
ブ点滴を3週ごとに投与し、その後ペムブロリズマブ±ベバシズマブでの維持療
法を3週ごとに（パクリタキセル、カルボプラチン、シスプラチンは最大6サイク
ル、ペムブロリズマブは合計35サイクル）併用療法が有効であると評価されてい
ます[1]。治療については、ペムブロリズマブと併用するほかの抗がん剤は該当する
臨床試験の成績の内容を熟知し選択することとされています。

　抗がん剤治療の後に悪化した切除することができない進行・再発の子宮体がんに
対して、保険での承認のもととなった臨床試験（KEYNOTE-775試験）では、ペ
ムブロリズマブ点滴（3週ごと）とレンバチニブ内服（1日1回）併用療法が有効
であると評価されています（ペムブロリズマブは合計35サイクル）[7]。治療につい
ては、ペムブロリズマブと併用するほかの抗がん剤は該当する臨床試験の成績の内
容を熟知し選択することとされています。

　ペムブロリズマブの用法・用量は**表1**のとおりで、患者さんの体調をみながら投与します。MSI-High、TMB-Highの婦人科がんの場合も、**表1**のとおりに投与されます。

表1　ペムブロリズマブの用法・用量

投与方法	投与量	投与スケジュール （回数・間隔・期間など）	備　考
点滴（30分以上）	1回200mgまたは400mg	200mgの場合：3週間ごと 400mgの場合：6週間ごと	※進行または再発の子宮頸がんの場合：ほかの抗がん剤と併用。 ※抗がん剤治療の後に悪化した切除することができない進行・再発の子宮体がんの場合：レンバチニブと併用。

❷ セミプリマブの用法・用量

抗がん剤治療の後に悪化した進行または再発の子宮頸がんに対して

　保険での承認のもととなった臨床試験（R2810-ONC-1676試験）では、セミプリマブ点滴（3週ごと）が有効であると評価されています[5]。治療については、ほかの抗がん剤との併用の有効性および安全性は確立していません。

　セミプリマブの用法・用量は**表2**のとおりで、患者さんの体調をみながら投与します。

表2　セミプリマブの用法・用量

投与方法	投与量	投与スケジュール （回数・間隔・期間など）	備　考
点滴（30分以上）	1回350mg	3週間ごと	※一次治療および術後補助療法における有効性および安全性は確立していない。

免疫療法の治療成績は？

① 進行または再発の子宮頸がん

　ペムブロリズマブは、従来の標準的な抗がん剤治療に併用することで、従来の標準的な抗がん剤治療に比べて、**全生存期間**、**無増悪生存期間**ともに延長しました[1]。

② 抗がん剤治療の後に悪化した進行または再発の子宮頸がん

　セミプリマブは、従来の標準的な抗がん剤治療に比べて、全生存期間が延長しました[5]。

③ 抗がん剤治療の後に悪化した切除することができない進行・再発の子宮体がん

　ペムブロリズマブは、レンバチニブと併用することで、従来のプラチナ製剤ではない抗がん剤治療に比べて、全生存期間、無増悪生存期間ともに延長しました[7]。

④ 高頻度マイクロサテライト不安定性（MSI-High）の婦人科がん

　ペムブロリズマブによって、子宮体がんでは奏効率（完全奏効＋部分奏効）は54％（24人中1人）、子宮頸がんでは奏効率50％（2人中1人）と報告されています[2]。

⑤ 高い腫瘍遺伝子変異量（TMB-High）の婦人科がん

　ペムブロリズマブによって、子宮体がんでは奏効率47％（15人中7人）、子宮頸がんでは奏効率（完全奏効＋部分奏効）は31％（16人中5人）と報告されています[2]。

解 説

❶ 進行または再発の子宮頸がんの治療成績

　保険での承認のもととなった臨床試験（KEYNOTE-826試験）では、根治的治療の適応がなく、抗がん剤治療歴のない（化学放射線療法としての治療歴は除く）進行または再発の子宮頸がん617人を対象に、ペムブロリズマブとほかの抗がん剤（パクリタキセルおよびプラチナ製剤±ベバシズマブ）との併用療法の有効性および安全性が、プラセボとほかの抗がん剤との併用療法）を対照とした二重盲検試験で検討されました[1]。その結果、ペムブロリズマブとほかの抗がん剤による全生存期間および無増悪生存期間は、プラセボとほかの抗がん剤との併用療法に比べて、全生存期間および無増悪生存期間ともに延長しました（表3）。

　また、安全性の解析対象となった307人中298人（97.1%）に何らかの有害事象（副作用）が認められ、主な有害事象（副作用）（20%以上）は、脱毛症171人（55.7%）、貧血149人（48.5%）、悪心104人（33.9%）、下痢76人（24.8%）、末梢性ニューロパチー75人（24.4%）、疲労70人（22.8%）、末梢性感覚ニューロパチー69人（22.5%）、好中球減少68人（22.1%）および嘔吐63人（20.5%）ですが、ペムブロリズマブが投与された症例では過度な有害事象（副作用）悪化の報告はありませんでした。

表3　ペムブロリズマブ（KEYNOTE-826試験）の有効性成績

		ペムブロリズマブを含む併用療法（308人）	プラセボを含む併用療法（309人）
全生存期間	中央値	24.4（カ月）	16.5（カ月）
	ハザード比	0.67	
無増悪生存期間	中央値	10.4（カ月）	8.2（カ月）
	ハザード比	0.65	

※中間解析時のデータ：2021年5月3日カットオフ

❷ 抗がん剤治療の後に悪化した進行または再発の子宮頸がんの治療成績

　保険での承認のもととなった臨床試験（R2810-ONC-1676試験）では、抗がん剤治療歴のある進行または再発の子宮頸がん608人を対象に、セミプリマブの有効性および安全性が、医師が選択した抗がん剤〔ペメトレキセドナトリウム水

和物*、ノギテカン塩酸塩、イリノテカン塩酸塩水和物、ゲムシタビン塩酸塩、ビノレルビン酒石酸塩*（*日本では未承認）〕と比較することを目的としたランダム化非盲検試験で検討されました[6]。その結果、セミプリマブの全生存期間は、ほかの抗がん剤に比べて延長しました（表4）。

　また、セミプリマブが投与された300人中170人（56.7％）に有害事象（副作用）が認められました。主な有害事象（副作用）（5％以上）は、疲労32人（10.7％）、悪心28人（9.3％）、無力症、貧血および食欲減退各22人（7.3％）、下痢20人（6.7％）、甲状腺機能低下症18人（6.0％）、嘔吐および関節痛各17人（5.7％）、搔痒症および発疹各15人（5.0％）でした[5]。

表4　セミプリマブ（R2810-ONC-1676試験）の有効性成績

		セミプリマブ（304人）	抗がん剤*（304人）
全生存期間	中央値	12（カ月）	8.5（カ月）
	ハザード比	0.685	

※中間解析時のデータ：2021年1月4日カットオフ
*抗がん剤は下記のいずれか
　ペメトレキセド（500mg/m^{2}を3週ごとDay 1に点滴投与）
　トポテカン（1.0mg/m^{2}を3週ごとDay 1〜5に点滴投与）
　イリノテカン（100mg/m^{2}を週1回4週間点滴投与後10〜14日間休薬、6週ごとに1回点滴投与）
　ゲムシタビン（1,000mg/m^{2}を3週ごとDay 1およびDay 8に点滴投与）
　ビノレルビン（30mg/m^{2}を3週ごとDay 1およびDay 8に点滴投与）

❸ 抗がん剤治療の後に悪化した切除することができない進行・再発の子宮体がんの治療成績

　保険での承認のもととなった臨床試験〔KEYNOTE-775（/E7080-309）試験〕では、プラチナ製剤を含む抗がん剤治療歴のある切除することができない進行・再発の子宮体がん827人を対象に、ペムブロリズマブ3週間間隔投与とレンバチニブ1日1回投与の併用療法の有効性および安全性が、抗がん剤（ドキソルビシンまたはパクリタキセル）を対照として検討されました[7]。その結果、ペムブロリズマブとレンバチニブ併用用法は、抗がん剤と比較して生存期間および無増悪生存期間が有意に延長しました（表5）。

　一方で、安全性解析対象例406人中395人（97.3％）に何らかの有害事象（副作用）が認められ、主な有害事象（副作用）としては、高血圧249人（61.3％）、

甲状腺機能低下症222人（54.7％）、下痢171人（42.1％）、悪心158人（38.9％）、食欲減退151人（37.2％）、疲労113人（27.8％）、タンパク尿105人（25.9％）、嘔吐98人（24.1％）、体重減少91人（22.4％）、関節痛87人（21.4％）および手掌・足底発赤知覚不全症候群84人（20.7％）などが報告されました。特にペムブロリズマブによる免疫関連有害事象だけでなく、レンバチニブによる高血圧、下痢、疲労など多彩な有害事象（副作用）に対する慎重な管理が必要とされています。

表5　ペムブロリズマブ＋レンバチニブ（KEYNOTE-775試験）の有効性成績

		ペムブロリズマブ＋レンバチニブ（411人）	抗がん剤*（416人）
全生存期間	中央値	18.3（カ月）	11.4（カ月）
	ハザード比	0.62	
無増悪生存期間	中央値	7.2（カ月）	3.8（カ月）
	ハザード比	0.65	

※中間解析時のデータ：2020年10月26日カットオフ
*ドキソルビシン塩酸塩60mg/m^{2}を3週ごと、またはパクリタキセル80mg/m^{2}を各
　コース（1コース28日間）の1、8、15日目に投与

　高頻度マイクロサテライト不安定性（MSI-High）の婦人科がん、および高い腫瘍遺伝子変異量（TMB-High）の婦人科がんでは、**Q1**で述べた通りペムブロリズマブが用いられます。

　MSI-Highの子宮体がんでは奏効率（完全奏効＋部分奏効）は54％（24人中1人）、MSI-Highの子宮頸がんでは奏効率50％（2人中1人）と報告されています[2]。

　また、TMB-Highの子宮体がんでは、奏効率47％（15人中7人）、TMB-Highの子宮頸がんでは奏効率（完全奏効＋部分奏効）は31％（16人中5人）と報告されています[2]。

📖 用語解説

▶ **全生存期間**

臨床試験において、治療が開始された日、または治療法が決まった日から患者さんが生存した期間。

▶ **無増悪生存期間**

治療中や治療後にがんが進行しないで安定した状態である期間をいいます。進行がん患者さんに対する治療を評価する際に使われます。

▶ **完全奏効**

すべての病変（がん）が、消失した状態。

▶ **部分奏効**

病変（がん）の大きさの和が、30％以上減少した状態。

▶ **二重盲検試験**

医師と患者さんの両者が、投薬内容（治験用薬か偽薬）を知らずに行われる試験です。

▶ **非盲検試験**

患者さんが、投薬内容を知ったうえで行われる試験です。

◆ 引用文献

1）Colombo N, Dubot C, Lorusso D, et al. Pembrolizumab for persistent, recurrent, or metastatic cervical cancer. N Engl J Med. 2021; 385(20): 1856-1867.
2）キイトルーダ®添付文書. MSD. 2022年11月.
　https://pins.japic.or.jp/pdf/newPINS/00068708.pdf
3）Le DT, Durham JN, Smith KN, et al. Mismatch repair deficiency predicts response of solid tumors to PD-1 blockade. Science. 2017; 357(6349): 409-413.
4）Chan TA, Yarchoan M, Jaffee E, et al. Development of tumor mutation burden as an immunotherapy biomarker: utility for the oncology clinic. Ann Oncol. 2019; 30(1): 44-56.
5）リブタヨ®添付文書. サノフィ. 2023年3月.
　https://pins.japic.or.jp/pdf/newPINS/00070741.pdf
6）日本婦人科腫瘍学会. 子宮頸癌治療ガイドライン 2022年版. 第4版, 金原出版, 2022.
7）Makker V, Colombo N, Casado Herráez A, et al. Lenvatinib plus pembrolizumab for advanced endometrial cancer. N Engl J Med. 2022; 386(5): 437-448.

12 皮膚がん

Q1 皮膚がんで免疫療法は標準治療と
なっていますか？

A

皮膚がんでは、下記の場合に免疫療法が標準治療となっています。

● **ニボルマブ（商品名：オプジーボ®）の対象**

- メラノーマ（悪性黒色腫）

● **ペムブロリズマブ（商品名：キイトルーダ®）の対象**

- メラノーマ（悪性黒色腫）
- 抗がん剤治療の後に悪化した進行・再発の高頻度マイクロサテライト不安定性（MSI-High）を有する悪性黒色腫、メルケル細胞がん以外の皮膚がん（標準的な治療が難しい場合のみ）
- 抗がん剤治療の後に悪化した高い腫瘍遺伝子変異量（TMB-High）を有する進行・再発の悪性黒色腫、メルケル細胞がん以外の皮膚がん（標準的な治療が難しい場合のみ）

● **イピリムマブ（商品名：ヤーボイ®）の対象**

- 根治切除ができない悪性黒色腫

● **アベルマブ（商品名：バベンチオ®）の対象**

- 根治切除ができないメルケル細胞がん

解説

　すべての皮膚がんで標準治療ではありませんが、メラノーマ（悪性黒色腫）、メルケル細胞がんにて、免疫療法が標準治療として行われています。そのほかの皮膚がんでも、高頻度マイクロサテライト不安定性（MSI-High）をもつ皮膚がん患者さんは、ペムブロリズマブ（商品名：キイトルーダ®）を用いた免疫療法を受けることができます。

❶ ニボルマブの対象

　メラノーマでは、世界に先駆けて2014年7月に、切除することができない患者さんを対象にニボルマブが保険で承認されました。

❷ ペムブロリズマブの対象

　さらに2016年9月にはペムブロリズマブが、切除することができない悪性黒色腫の患者さんに対して保険で承認されました。

　メラノーマ、メルケル細胞がん以外の皮膚がんでは、2018年12月にペムブロリズマブが、がんの種類を問わず、抗がん剤治療の後に悪化した進行・再発の高頻度マイクロサテライト不安定性（MSI-High）を有する**固形がん**（標準的な治療が難しい場合のみ）に対して保険で承認されました。MSI-Highをもつ皮膚がん患者さんは同剤を使用することができます。さらに2022年2月には抗がん剤治療の後に悪化した高い腫瘍遺伝子変異量（TMB-High）を有する固形がんに対しても保険で承認されました。MSI-Highに加え、TMB-Highをもつ皮膚がん患者さんも同剤を使用することができます。

❸ イピリムマブの対象

　2015年8月にはイピリムマブが、切除することができない悪性黒色腫の患者さんに対して保険で承認されました。2018年5月にニボルマブとイピリムマブを同時期に投与する併用療法も保険で承認され、複数の免疫療法が選択できるようになっています。

❹ アベルマブの対象

　切除することができない進行期のメルケル細胞がんでは、2017年9月にアベルマブが保険で承認され、使用できるようになっています。

なお、免疫療法は適応が拡大されること（対象となる病気が増えること）があります。最新の情報をご確認ください。

● ニボルマブ（オプジーボ®）

● ペムブロリズマブ（キイトルーダ®）

● イピリムマブ（ヤーボイ®）

● アベルマブ（バベンチオ®）

12

皮膚がん

■ 用語解説

▶ 高頻度マイクロサテライト不安定性（MSI-High）

ヒトのDNAにはマイクロサテライトと呼ばれる遺伝子配列が存在します。この部位の遺伝子は、複製される際にエラーが生じやすく、それらのエラーは通常であればミスマッチ修復タンパク質（MMR）などにより修復されています。しかし、MMRに異常があるとエラーが修復されず、生じた遺伝子の異常がそのまま残ってしまいます。この状態をマイクロサテライト不安定性（microsatellite instability：MSI）といい、その不安定性が高度であることをMSI-Highと呼びます。

▶ 高い腫瘍遺伝子変異量（TMB-High）

腫瘍遺伝子変異量（tumor mutation burden：TMB）は、正常細胞とがん細胞の遺伝子を比較することで調べた、がん細胞がもっている遺伝子変異の数です。変異のある遺伝子からは、正常とは異なるタンパク質が作られます。これらの変異タンパク質をもつがん細胞は、免疫細胞からの攻撃を受けやすくなります。そのため、TMBが多いがん細胞ほど免疫細胞から攻撃される可能性が高くなると考えられ、TMBが多いがんほど免疫チェックポイント阻害薬の治療効果がより期待されます。

▶ 固形がん

がんには白血病のようにがん細胞のかたまりを作らない血液がんと、かたまりを作って周りの組織に広がったり、別の臓器に転移したりする固形がんがあります。固形がんは周囲を線維芽細胞などに囲まれて硬くなり、免疫細胞が届きにくい場合があります。

Q2 その免疫療法の具体的な治療内容はどのようなものですか？

　ニボルマブ、ペムブロリズマブ、イピリムマブ、アベルマブはいずれも、それぞれの薬の用法・用量に則り、外来ないし入院において点滴で投与します。

解 説

　これらの免疫チェックポイント阻害薬は根治切除することができない進行期の患者さんや、完全切除後の患者さんの再発予防に対して用いられます。

　免疫チェックポイント阻害療法に用いられる薬は、メラノーマ（悪性黒色腫）では、抗PD-1抗体（ニボルマブ、ペムブロリズマブ）、抗CTLA-4抗体（イピリムマブ）、と抗PD-1抗体と抗CTLA-4抗体の併用療法（ニボルマブ、イピリムマブ）があります。メルケル細胞がんでは、抗PD-L1抗体（アベルマブ）があります。

　メラノーマでは切除することができない病変を有する患者さんに対する進行期治療と、完全切除後の患者さんに対して術後の再発・転移を低減する治療として用いられます。

　メルケル細胞がんでは、切除することができない病変を有する患者さんに対する進行期治療として用いられます。

ニボルマブ、ペムブロリズマブ、イピリムマブ、アベルマブの用法・用量

　それぞれの疾患に対する免疫チェックポイント阻害薬の種類、対象とする治療、用法・用量、投与法の詳細は表1のとおりです。いずれも点滴による治療であり、2～6週間に1回の治療となり、1回の点滴時間は30～90分です。投与期間は、術後補助療法は1年間ですが、進行期の治療では明らかな悪化や重い有害事象（副作用）が出ないかぎり、投与を中断することはあまりありません。

　このように、皮膚がんの領域では、免疫療法が盛んに用いられていますが、それぞれの薬は対象とする治療、用法・用量、投与法や、次の**Q3**に示すように効果が異なります。効果がみられなかったときの次の一手となる治療戦略も重要であり、

適切な治療を受けるためにも、皮膚がんや免疫療法に精通した専門医に受診することが望ましいです。

表1 皮膚がんに用いる免疫チェックポイント阻害薬の用法・用量

投与方法	投与量	投与スケジュール (回数・間隔・期間など)	備 考
ニボルマブ			
点滴(30分以上)	1回240mgまたは480mg	240mgの場合:2週間ごと 480mgの場合:4週間ごと	※術後補助療法の場合:最長12カ月。 ※イピリムマブと併用する場合:1回80mgを3週間ごとに4回投与後、1回240mgを2週間ごとまたは1回480mgを4週間ごとに投与。
ペムブロリズマブ			
点滴(30分以上)	1回200mgまたは400mg	200mgの場合:3週間ごと 400mgの場合:6週間ごと	※術後補助療法の場合:最長12カ月
イピリムマブ			
点滴(30分以上)	1回3mg/kg	3週間ごとに4回	※ニボルマブと併用可能
アベルマブ			
点滴(1時間以上)	1回10mg/kg	2週間ごと	

12

皮膚がん

免疫療法の治療成績は？

免疫チェックポイント阻害薬（そがいやく）を用いた免疫療法により、転移した腫瘍が縮小する割合は、メラノーマ（悪性黒色腫）で約20〜60％、メルケル細胞がんで約30％です。術後の再発を防ぐ治療としても、再発は低く抑えられています。

解 説

免疫チェックポイント阻害薬を用いた免疫療法の臨床試験（りんしょうしけん）結果が主として海外から論文として報告されています。

❶ メラノーマ進行期における免疫療法の治療成績（表2）

ニボルマブを初回治療として用いた場合、がんが小さくなった（**完全奏効＋部分奏効**）割合が45％、がんが小さくも大きくもならなかった**安定**の割合が10％でし

表2　皮膚がん進行期における免疫療法の治療成績

	がんが小さくなった割合（完全奏効＋部分奏効）	がんが小さくも大きくもならなかった割合（安定）	全生存期間の中央値
ニボルマブ（316人）	45%（141人）	10%（30人）	36.9カ月
ペムブロリズマブ（556人）	42%（203人）	11%（60人）	到達せず*
イピリムマブ（315人）	19%（60人）	22%（68人）	19.9カ月
ニボルマブとイピリムマブの併用療法（314人）	58%（183人）	12%（38人）	72.1カ月
アベルマブ（88人）	33%（29人）	10%（9人）	12.9カ月

＊観察期間の中央値は22.9カ月でのデータ

た[1]。また、**全生存期間**の中央値は 36.9カ月と、これまで標準治療として使用されていた抗がん剤治療に比べて、飛躍的な効果を示しました。

ニボルマブと同じ抗 PD-1抗体であるペムブロリズマブも、ニボルマブとほぼ同様の効果が臨床試験で得られています[2]。

イピリムマブの効果はやや劣り[1]、現在イピリムマブが単独で投与されることはほとんどありません。一方で、ニボルマブとイピリムマブの併用療法は、がんが小さくなった（完全奏効＋部分奏効）割合が58%、がんが小さくも大きくもならなかった（安定）の割合が12%で、約4年の観察期間でも、本治療を受けた患者さんの50%以上が生存しています[1]。しかしながら重い有害事象（副作用）が59%の患者さんに生じ、ニボルマブの22%に比べて高い確率で生じます[1]。

② メルケル細胞がん進行期における免疫療法の治療成績（表2）

アベルマブを用いた治療によりがんが小さくなった（完全奏効＋部分奏効）割合が33%、がんが小さくも大きくもならなかった（安定）の割合が10%でした[3]。これはメルケル細胞がんでこれまで用いられていた抗がん剤治療に比べて良好な成績です。全生存期間の中央値は12.9カ月でした[4]。

③ メラノーマ術後補助療法における免疫療法の治療成績

領域リンパ節転移を中心に周辺のリンパ節を完全に切除（リンパ節郭清）した人、および臓器などの領域リンパ節以外の場所に生じた転移病巣を完全に切除した人に対して、ニボルマブとイピリムマブ（日本では保険適用外）をそれぞれ術後補助療法として1年間投与した臨床試験が行われています[5]。術後再発の程度はニボルマブで有意に再発が抑えられ、再発する危険度も下がっています[5]。

領域リンパ節転移を中心に周辺のリンパ節を完全に切除（リンパ節郭清）した人に対して、ペムブロリズマブとプラセボ（偽薬）をそれぞれ術後補助療法として1年間投与した臨床試験が行われています[6]。術後再発の程度はプラセボよりペムブロリズマブのほうがより再発が抑えられ、再発する危険度も下がっています[6]。このように進行期治療だけでなく、完全切除後の術後再発を予防する治療としても免疫チェックポイント阻害薬を用いた免疫療法は使用されています。

④ MSI-Highをもつ皮膚がんにおける免疫療法の治療成績

固形がん全体を評価する試験ですが、本試験における皮膚がんの患者さんの割合が非常に低いため正確な効果はわかっていません。

⑤ 臨床試験の治療成績を解釈するうえでの注意点

　メラノーマの種類はいくつかあり、白色人種に多いメラノーマと、われわれ日本人に多くみられるメラノーマの種類は異なります。日本人では手のひら、足のひらにできる末端黒子型メラノーマ、粘膜にできる粘膜メラノーマが白色人種よりもはるかに発生割合が高くなります。これら日本人に多いメラノーマの種類は近年の研究で、免疫チェックポイント阻害薬を用いた免疫療法がやや効きにくいと考えられています。前述した臨床試験の結果は、海外の白色人種中心に集められた患者さんの成績です。日本人に多い末端黒子型メラノーマや粘膜メラノーマにおける免疫療法の臨床現場での実際の治療成績はかなり低くなるというデータも報告されています[7)8)]。今後、日本人に対してどのように免疫療法を適切に使用するか、さらなる研究成果が求められています。

📖 用語解説

▶ **完全奏効**
すべての病変（がん）が、消失した状態。

▶ **部分奏効**
病変（がん）の大きさの和が、30%以上減少した状態。

▶ **安定**
部分奏効に相当する縮小がなく、進行に相当する増大がない状態。

▶ **全生存期間**
臨床試験において、治療が開始された日、または治療法が決まった日から患者さんが生存した期間。

▶ **領域リンパ節転移**
がんが転移している主病巣（がん）の近くにあるリンパ節。

12

皮膚がん

◆引用文献

1）Wolchok JD, Chiarion-Sileni V, Gonzalez R, et al. Long-term outcomes with nivolumab plus ipilimumab or nivolumab alone versus ipilimumab in patients with advanced melanoma. J Clin Oncol. 2022; 40(2): 127-137.

2）Robert C, Ribas A, Schachter J, et al. Pembrolizumab versus ipilimumab in advanced melanoma (KEYNOTE-006): post-hoc 5-year results from an open-label, multicentre, randomised, controlled, phase 3 study. Lancet Oncol. 2019; 20(9): 1239-1251.

3）Kaufman HL, Russell JS, Hamid O, et al. Updated efficacy of avelumab in patients with previously treated metastatic Merkel cell carcinoma after ≥1 year of follow-up: JAVELIN Merkel 200, a phase 2 clinical trial. J Immunother Cancer. 2018; 6(1): 7.

4）D'Angelo SP, Bhatia S, Brohl AS, et al. Avelumab in patients with previously treated metastatic Merkel cell carcinoma (JAVELIN Merkel 200): updated overall survival data after >5 years of follow-up. ESMO Open. 2021; 6(6): 100290.

5）Ascierto PA, Del Vecchio M, Mandalá M, et al. Adjuvant nivolumab versus ipilimumab in resected stage IIIB-C and stage IV melanoma (CheckMate 238): 4-year results from a multicentre, double-blind, randomised, controlled, phase 3 trial. Lancet Oncol. 2020; 21(11): 1465-1477.

6）Eggermont AMM, Blank CU, Mandala M, et al. Longer follow-up confirms recurrence-free survival benefit of adjuvant pembrolizumab in high-risk stage III melanoma: updated results from the EORTC 1325-MG/KEYNOTE-054 trial. J Clin Oncol. 2020; 38(33): 3925-3936.

7）Nakamura Y, Namikawa K, Yoshino K, et al. Anti-PD1 checkpoint inhibitor therapy in acral melanoma: a multicenter study of 193 Japanese patients. Ann Oncol. 2020; 31(9): 1198-1206.

8）Nakamura Y, Namikawa K, Yoshikawa S, et al. Anti-PD-1 antibody monotherapy versus anti-PD-1 plus anti-CTLA-4 combination therapy as first-line immunotherapy in unresectable or metastatic mucosal melanoma: a retrospective, multicenter study of 329 Japanese cases (JMAC study). ESMO Open. 2021; 6(6): 100325.

13 脳腫瘍

 Q1 脳腫瘍で免疫療法は標準治療となっていますか？

> **A** 脳腫瘍で免疫療法は、標準治療として認められていません。

解説

脳腫瘍における免疫療法の報告について、**Q2**をご参照下さい。

なお、免疫療法は適応が拡大されること（対象となる病気が増えること）があります。最新の情報をご確認ください。

Q2 免疫療法の治療成績は？

A

切除することができる再発した膠芽腫（こうがしゅ）において、手術前にペムブロリズマブ（商品名：キイトルーダ®）で治療することにより生存期間が延長されることが報告されました[1]。この報告によると、ペムブロリズマブの術前治療による有害事象（副作用）は十分に許容できるものであり、同治療で今までに報告されていない有害事象（副作用）が起こることはありませんでした[1]。

解 説

ペムブロリズマブの治療成績

同論文では、手術で切除することができる再発した膠芽腫の患者さん（35人）が対象となっています[1]。手術後のみにペムブロリズマブで治療を行った患者さんのグループの**生存期間中央値**が7.5カ月であったのに対して、手術前後にペムブロリズマブで治療を行った患者さんのグループの生存期間中央値は13.7カ月であり、手術前にもペムブロリズマブで治療することにより生存期間が延長することが示されました[1]。

膠芽腫に対して、ペムブロリズマブを用いた複数の臨床試験（りんしょうしけん）が行われております。しかし、その有効性は現時点で報告されておりません。

📖 **用語解説**

▶ **生存期間中央値**
臨床試験において、参加した患者さんの半分の人数が亡くなるまでの期間。

◆引用文献

1) Cloughesy TF, Mochizuki AY, Orpilla JR, et al. Neoadjuvant anti-PD-1 immunotherapy promotes a survival benefit with intratumoral and systemic immune responses in recurrent glioblastoma. Nat Med. 2019; 25(3): 477-486.

14 骨軟部腫瘍

Q1 骨軟部腫瘍で免疫療法は標準治療となっていますか?

A 骨軟部腫瘍で免疫療法は、標準治療として認められていません。

解 説

骨軟部腫瘍における免疫療法の報告について、**Q2**をご参照ください。

なお、免疫療法は適応が拡大されること(対象となる病気が増えること)があります。最新の情報をご確認ください。

免疫療法の治療成績は？

A

臨床試験の結果から、治療成績は以下の通りでした。

● ニボルマブ（商品名：オプジーボ®）単独療法の軟部肉腫における奏効割合は5％[1]

● ニボルマブとイピリムマブ（商品名：ヤーボイ®）を用いた併用療法の軟部肉腫における奏効割合は16％[1]

● ペムブロリズマブ（商品名：キイトルーダ®）単独療法の骨腫瘍における奏効割合は5％[2]

● ペムブロリズマブ単独療法の軟部肉腫における奏効割合は18％[2]

　これらの論文では、軟部肉腫におけるニボルマブとイピリムマブの併用療法はほかの抗がん剤治療と比べても安全に施行できること、骨軟部腫瘍におけるペムブロリズマブの安全性はほかのがん種にペムブロリズマブを使用する場合と同じであることも報告されています[1][2]。

解 説

　骨軟部腫瘍において、ニボルマブ、イピリムマブ、ペムブロリズマブなどを用いた免疫療法の臨床成績が、論文で報告されています。

❶ ニボルマブ、イピリムマブの治療成績

　軟部肉腫において、ニボルマブ単独療法の治療効果は限られたものでしたが、ニボルマブとイピリムマブの併用療法では有望な有効性が示され、今後の適応拡大が期待されています（A.参照）。また、軟部肉腫の術前補助療法として、ニボルマブとイピリムマブ、放射線治療を組み合わせた併用療法の効果を検討する臨床試験も実施されており、その治療成績は今後報告されます（ClinicalTrials.gov Identifier: NCT03307616）。

❷ ペムブロリズマブの治療成績

　ペムブロリズマブでは、骨軟部腫瘍に対して抗がん剤治療などとの併用療法の臨床試験も行われています。それらの中で、切除できないまたは転移性軟部肉腫においてペムブロリズマブとドキソルビシン（商品名：アドリアシン®）を用いた併用療法の奏効割合が36.7％であったこと、進行または転移性軟部肉腫においてペムブロリズマブとアキシチニブ（商品名：インライタ®）を用いた併用療法により65.6％の患者さんで3カ月間は腫瘍が悪化しなかったことなどの有望な結果も報告されています[3) 4)]。

📖 **用語解説**

▶ **奏効割合**

完全奏効〔すべての病変（がん）が、消失した状態〕の患者さんの割合と部分奏効〔病変（がん）の大きさの和が、30％以上減少した状態〕の患者さんの割合を足したもの。

◆引用文献

1）D'Angelo SP, Mahoney MR, Van Tine BA, et al. Nivolumab with or without ipilimumab treatment for metastatic sarcoma (Alliance A091401): two open-label, non-comparative, randomised, phase 2 trials. Lancet Oncol. 2018; 19(3): 416-426.

2）Tawbi HA, Burgess M, Bolejack V, et al. Pembrolizumab in advanced soft-tissue sarcoma and bone sarcoma (SARC028): a multicentre, two-cohort, single-arm, open-label, phase 2 trial. Lancet Oncol. 2017; 18(11): 1493-1501.

3）Livingston MB, Jagosky MH, Robinson MM, et al. Phase II study of pembrolizumab in combination with doxorubicin in metastatic and unresectable soft-tissue sarcoma. Clin Cancer Res. 2021; 27(23): 6424-6431.

4）Wilky BA, Trucco MM, Subhawong TK, et al. Axitinib plus pembrolizumab in patients with advanced sarcomas including alveolar soft-part sarcoma: a single-centre, single-arm, phase 2 trial. Lancet Oncol. 2019; 20(6): 837-848.

15 小児がん

Q1 小児がんで免疫療法は標準治療となっていますか？

小児がんでは、下記の場合に免疫療法が標準治療となっています。

● **ブリナツモマブ（商品名：ビーリンサイト®）の対象**

・再発または難治性のB細胞性急性リンパ性白血病

● **チサゲンレクルユーセル（商品名：キムリア®）の対象**

・再発または難治性のCD19陽性のB細胞性急性リンパ芽球性白血病[注]

注：ただし、CD19を標的としたキメラ抗原受容体発現T細胞輸注療法（CAR-T細胞療法）の治療歴がない患者さんで、以下のいずれかの場合とする。

・初発の患者さんでは標準的な抗がん剤治療を2回以上施行したが寛解が得られない場合

・再発の患者さんでは抗がん剤治療を1回以上施行したが寛解が得られない場合

・同種造血幹細胞移植の適応とならないまたは同種造血幹細胞移植後に再発した場合

解説

　日本では一部の小児がんに対して免疫療法が行われています。一部の小児がんとは、再発したり、今までに受けていた治療の効果が不十分であったB細胞性急性リンパ性白血病とCD19陽性のB細胞性急性リンパ芽球性白血病です。

① ブリナツモマブの対象

　ブリナツモマブは、患者さん自身のT細胞とB細胞をつなげる作用をもつ薬です。

すなわち、T細胞が、ブリナツモマブを介してがん化したB細胞（白血病細胞）とつながり、白血病細胞を攻撃します。

❷ チサゲンレクルユーセルの対象

CAR-T細胞は、特定の抗原（タンパク質）を認識するキメラ抗原受容体（CAR）遺伝子が導入されたT細胞です。チサゲンレクルユーセルを用いた治療では、まず、患者さんからT細胞を取り出し、これにCD19を認識するCAR遺伝子を導入して、CAR-T細胞を作成します。T細胞を採取した患者さんへ、このCD19を認識するCAR-T細胞を戻せるように製造した製品がチサゲンレクルユーセルです。チサゲンレクルユーセルは、患者さんの体内でCD19を発現しているがん化したB細胞（白血病細胞）を攻撃します。

> なお、免疫療法は適応が拡大されること（対象となる病気が増えること）があります。最新の情報をご確認ください。
>
> ● ブリナツモマブ（ビーリンサイト®）　　● チサゲンレクルユーセル（キムリア®）
>
> 　　

■ 用語解説

▶ 難治性

治療を行ってもがんが十分に小さくならず、治りにくいこと。

▶ 寛解

白血病ではがんがかたまりを作らないため、大きさの変化で治療効果を判断できません。そのため、血液を造る場所である骨髄や、血液中のがん細胞の量で治療効果を判断します。骨髄中のがん細胞の割合が5％以下で、血液中にがん細胞がみられない状態のことを完全寛解といいます。

その免疫療法の具体的な治療内容は
どのようなものですか？

　ブリナツモマブとチサゲンレクルユーセルはともに、それぞれの薬の用法・用量に則り、入院して点滴で投与します。

解説

❶ ブリナツモマブの用法・用量

　ブリナツモマブは「再発または難治性のB細胞性急性リンパ性白血病」に用いられます。その用法・用量は表1のとおりで、患者さんの体調をみながら投与します。

表1　ブリナツモマブの用法・用量

投与方法	投与量	投与スケジュール（回数・間隔・期間など）
点滴	体重が45kg以上の場合：1サイクル目の1〜7日目は1日9μg、それ以降は1日28μg 体重が45kg未満の場合：1サイクル目の1〜7日目は1日5μg/m²（体表面積）、それ以降は1日15μg/m²（ただし体重が45kg以上の場合の投与量を超えないこと）	1〜5サイクル：28日間投与後、14日間休薬 6〜9サイクル：28日間投与後、56日間休薬

❷ チサゲンレクルユーセルの用法・用量

　チサゲンレクルユーセルは、「再発または難治性のCD19陽性のB細胞性急性リンパ芽球性白血病」に用いられます。その用法・用量は表2のとおりで、患者さんの体調をみながら投与します。

表2　チサゲンレクルユーセルの用法・用量

投与方法	投与量	投与スケジュール （回数・間隔・期間など）
点　滴	体重50kg以下、CAR発現生T細胞0.2×10^6 　～5.0×10^{6}個/kg 体重50kg超、CAR発現生T細胞0.1×10^8～ 　2.5×10^{8}個	1回

　ブリナツモマブとチサゲンレクルユーセルの詳しい治療内容については、2章「1．血液のがん」（44ページ）もご参照ください。

Q3 免疫療法の治療成績は？

A ┄ 　臨床試験の結果、ブリナツモマブの最初の2サイクル以内に血液中の白血病細胞がなくなった割合は、39％（70人中27人）でした[1]。また、チサゲンレクルユーセルの1回投与により、一過性の強い有害事象（副作用）は認めるものの、長期間持続する治療効果が得られました[2]。

解 説

❶ ブリナツモマブの治療成績

　ブリナツモマブの臨床試験では、再発したり、今までに受けていた治療の効果が不十分であったB細胞性急性リンパ性白血病の18歳未満の患者さん（70人）が対象となっています[1]。ブリナツモマブの最初の2サイクルで血液中の白血病細胞が無くなった27人（39％）の中で、14人（52％）は残っていた小さな病変も消失しました[1]。重度の有害事象（副作用）である**サイトカイン放出症候群**を4例（6％）に認めましたが、適切な治療を受けることにより患者さんが治療に十分耐えられることが確認されています[1]。

❷ チサゲンレクルユーセルの治療成績

　再発したり、今までに受けていた治療の効果が不十分であったCD19陽性B細胞性急性リンパ芽球性白血病の21歳未満の患者さん（75人）に対してチサゲンレクルユーセルが投与され、その有効性と安全性が評価されました[2]。治療後3カ月以内に寛解した割合は81％であり、生存率は6カ月で90％、12カ月で76％でした[2]。重度の有害事象（副作用）であるサイトカイン放出症候群は77％（58人）の患者さんで認められ、その約半数が集中治療室での治療が必要となり、1人がサイトカイン放出症候群からの回復の最中に脳出血で亡くなりました[2]。

◆引用文献

1）von Stackelberg A, Locatelli F, Zugmaier G, et al. Phase I/phase II study of blinatumomab in pediatric patients with relapsed/refractory acute lymphoblastic leukemia. J Clin Oncol. 2016; 34(36): 4381-4389.

2）Maude SL, Laetsch TW, Buechner J, et al. Tisagenlecleucel in children and young adults with B-cell lymphoblastic leukemia. N Engl J Med. 2018; 378(5): 439-448.

3章

がん免疫療法の質問集

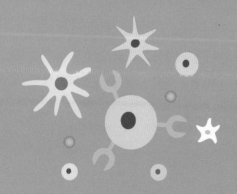

1 検査や病院選びについて

Q1 がん免疫療法を受けるためには、
どのような検査が必要でしょうか？

A 　がん免疫療法を開始する際には、一般的な血液検査に加えて、がん免疫療法に特徴的な有害事象（副作用）に関する血液検査、尿検査、画像検査（胸部レントゲンやCT検査）を行います。詳しくは、1章「3. がん免疫療法の有害事象（副作用）」（17ページ）をご参照ください。また、使用する予定の免疫チェックポイント阻害薬によっては、腫瘍組織検体を用いてマイクロサテライト不安定性（MSI）、腫瘍遺伝子変異量（TMB）、がん細胞とその周りの細胞にPD-L1分子がどのくらい存在するかなどを調べる場合があります。

Q2 がん免疫療法を受けたいのですが、
どこで治療してもらえばよいでしょうか？

A 　本ガイドブックで取り上げたがん免疫療法は、日本国内で保険承認されていますので、保険医療機関（健康保険証が使える病院）で受けることができます。

　ただし、がん免疫療法が受けられるかどうかは、がんの種類により異なります。また、患者さんご自身の病状、上記Q1でお示ししたマイクロサテライト不安定性（MSI）、腫瘍遺伝子変異量（TMB）、PD-L1発現などの状態により、がん免疫療法を受けられないこともあります。各がんにおける詳しい情報は、2章をご参照ください。また、がん免疫療法を受けたいというご希望がある際には、担当医にご相談ください。

2 仕事について

Q3 がん免疫療法を受けながら、
仕事を続けることはできるでしょうか？

A 手術や抗がん剤治療など、ほかの治療方法の場合と同様に、がん免疫療法を受けることになってもすぐに仕事を辞める必要はありません。しかし、がんの進行に伴って病状が悪化したり、重い有害事象（副作用）が出現した場合、仕事を続けることができなくなることがあります。ご自身の病状と体調を理解し、仕事の継続についてご検討ください。また、各医療機関の就労支援窓口などに相談できる場合がありますのでご確認ください。

Q4 がん免疫療法を受ける際、
職場に伝えておくべきことはありますか？

A がん免疫療法の有害事象（副作用）は、免疫チェックポイント阻害薬の投与中だけではなく投与終了後、数カ月経ってから現れることもあります。治療中だけではなく、治療後に有害事象（副作用）が出現した場合や、がんの進行に伴う症状の悪化のために休職する可能性があることを職場に伝えておきましょう。また、ご本人が勤める職場の休職や復職にあたり必要な手続きについても確認しておいてください。

3 日常生活について

Q5 がん免疫療法を受ける際、
日常生活で注意すべきことはありますか?

A

　がんの進行に伴う病状の悪化やがん免疫療法の有害事象（副作用）について注意が必要です。前者については、病状の悪化に伴って出現してくる可能性のある症状を担当医や看護師に確認し、対処方法についてご確認ください。

　がん免疫療法の有害事象（副作用）には、さまざまな症状があります（1章「3. がん免疫療法の有害事象（副作用）」17ページ参照）。日常生活では、これらの有害事象（副作用）の症状である息切れ、息苦しい、痰のない乾いた咳、疲れやすい、発熱、黄疸（皮膚や白目の部分が黄色くなること）、下痢、血便などを早く見つけることが大切です（1章、図「ニボルマブ、イピリムマブによる有害事象（副作用）の種類」18ページ参照）。

　また、有害事象（副作用）は、免疫チェックポイント阻害薬の投与中だけではなく、投与終了後も出現することがあるのでご注意ください。有害事象（副作用）が出現した際の対処方法や緊急時の連絡先、病院への移動手段（日中・夜間）を調べておきましょう。

Q6 がん免疫療法を受ける際、家族へ伝えるべきことはありますか？

A がん治療を受けるにあたり一般的に家族へ伝えることに加え、がん免疫療法に特徴的な有害事象（副作用）についても家族に理解してもらいましょう。有害事象（副作用）が出現した場合、早く適切な対処を行うことが、重症化を防ぐうえで大切です。治療を受ける患者さんご自身だけではなく、ご家族にも体調の変化に注意していただき、有害事象（副作用）に早く気づけるようにしましょう。

■ **用語解説**

▶ **マイクロサテライト不安定性（MSI）**

ヒトのDNAにはマイクロサテライトと呼ばれる遺伝子配列が存在します。この部位の遺伝子は、複製される際にエラーが生じやすく、それらのエラーは通常であればミスマッチ修復タンパク質（MMR）などにより修復されています。しかし、MMRに異常があるとエラーが修復されず、生じた遺伝子の異常がそのまま残ってしまいます。この状態をマイクロサテライト不安定性（microsatellite instability：MSI）といい、その不安定性が高度であることをMSI-Highと呼びます。

▶ **腫瘍遺伝子変異量（TMB）**

腫瘍遺伝子変異量（tumor mutation burden：TMB）は、正常細胞とがん細胞の遺伝子を比較することで調べた、がん細胞がもっている遺伝子変異の数です。変異のある遺伝子からは、正常とは異なるタンパク質が作られます。これらの変異タンパク質をもつがん細胞は、免疫細胞からの攻撃を受けやすくなります。そのため、TMBが多いがん細胞ほど免疫細胞から攻撃される可能性が高くなると考えられ、TMBが多いがんほど免疫チェックポイント阻害薬の治療効果がより期待されます。

索 引

170

よくわかるがん免疫療法ガイドブック
患者さんとご家族のために　　第 2 版

2020 年 9 月 15 日　第 1 版発行
2023 年 9 月 1 日　第 2 版第 1 刷発行

編　集　日本バイオセラピィ学会
　　　　「よくわかるがん免疫療法ガイドブック―患者さんとご家族のために―」
　　　　作成ワーキンググループ
協　力　日本癌治療学会・日本臨床腫瘍学会

発行者　福村　直樹
発行所　金原出版株式会社
　　　　〒 113-0034 東京都文京区湯島 2-31-14
　　　　電話　編集 (03) 3811-7162
　　　　　　　営業 (03) 3811-7184
　　　　FAX　　(03) 3813-0288　　　　　Ⓒ日本バイオセラピィ学会, 2020, 2023
　　　　振替口座　00120-4-151494　　　　　　　　　　検印省略
　　　　http://www.kanehara-shuppan.co.jp/　　　　*Printed in Japan*

ISBN 978-4-307-10223-0　　　　　　　　印刷・製本／株式会社 加藤文明社

WEB アンケートにご協力ください

読者アンケート(所要時間約 3 分)にご協力いただいた方の中から
抽選で毎月 10 名の方に図書カード 1,000 円分を贈呈いたします。
アンケート回答はこちらから ➡
https://forms.gle/U6Pa7JzJGfrvaDof8